Ayudas naturales para dormir bien

LAUREL VUKOVIC

AYUDAS NATURALES PARA DORMIR BIEN

Traducción de
Isabel Obiols

integral

NOTA DEL EDITOR

Se han respetado los datos relativos a estudios sobre el sueño y sus trastornos aportados por el autor, en su gran mayoría referidos a Estados Unidos. Sin embargo, en los casos que hemos considerado relevantes, ofrecemos las cifras para España en notas del editor desarrolladas al pie de la página correspondiente, acompañadas en su caso de la fuente documental.

NOTA IMPORTANTE: en ocasiones las opiniones sostenidas en «Los libros de Integral» pueden diferir de las de la medicina oficialmente aceptada. La intención es facilitar información y presentar alternativas, hoy disponibles, que ayuden al lector a valorar y decidir responsablemente sobre su propia salud, y, en caso de enfermedad, a establecer un diálogo con su médico o especialista. Este libro no pretende, en ningún caso, ser un sustituto de la consulta médica personal.

Aunque se considera que los consejos e informaciones son exactos y ciertos en el momento de su publicación, ni los autores ni el editor pueden aceptar ninguna responsabilidad legal por cualquier error u omisión que se haya podido producir.

Título original: *Overcoming Sleep Disorders*

© Laurel Vukovic.

© de la traducción: Isabel Obiols, 2013.

© de esta edición: RBA Libros, S.A. 2017.

Avda. Diagonal, 189 – 08018 Barcelona.

rbalibros.com

Primera edición: junio de 2013.
Primera edición en este formato: noviembre de 2017.

RBA INTEGRAL

REF: RPRA368

ISBN: 978-84-9056-875-0

DEPÓSITO LEGAL: B-21.852-2017

El papel utilizado para la impresión de este libro es cien por cien libre de cloro y está calificado como papel ecológico.

Impreso en España - *Printed in Spain*

Contenido

Introducción

Si has comprado este libro, lo más probable es que tengas problemas de sueño. Quizá te resulta difícil conciliar el sueño. O quizá puedes dormirte fácilmente, pero te despiertas durante la noche y te es imposible volver a dormir. Quizá piensas que duermes un número de horas suficiente, pero aun así te despiertas cansado y atontado. Cada una de estas circunstancias indica que puedes tener un trastorno del sueño. El más habitual de estos trastornos es, por supuesto, el insomnio.

Si tienes problemas para dormir, debes saber que no estás solo. Más de un tercio de los adultos de Estados Unidos experimenta insomnio ocasionalmente, y por lo menos uno de cada diez adultos estadounidenses sufre insomnio crónico.[*] Como bien debes saber si has padecido insomnio aunque haya sido una sola noche, las consecuencias de las disfunciones o la privación del sueño también afectan a la vigilia. La falta de un sueño reparador provoca cambios de humor, deficiencias en el rendimiento físico y mental, desgasta el sistema inmunológico y adelanta el envejecimiento. Es fácil que los trastornos del sueño se conviertan en un problema recurrente.

* En España, alrededor del 30 % de la población sufre insomnio a lo largo de su vida y en un tercio de los casos, se cronifica. Es decir, prácticamente una de cada diez personas sufre insomnio crónico en nuestro país. *Fuente*: Estudio de Palanca Sánchéz, I. (dir.), F. Barbé Illa (coord. cient.), F. J. Puertas Cuesta (coord. cient.), J. Elola Somoza (dir.), J. L. Bernal Sobrino (comit. redac.), J. L. Paniagua Caparrós (comit. redac.), *Grupo de Expertos. Unidad del sueño: estándares y recomendaciones de calidad y seguridad, Madrid*, Ministerio de Sanidad, Política Social e Igualdad, 2011. (*Todas las notas al pie son del editor.*)

Por suerte, tienes en tu mano muchos recursos para romper este ciclo agotador. En este libro aprenderás cuáles son las causas subyacentes del insomnio, así como de otros trastornos relacionados con el sueño, y qué factores ambientales, de estilo de vida, fisiológicos y psicológicos desempeñan un papel importante en las alteraciones y la mejoría del sueño. También descubrirás un gran número de suplementos nutricionales y fitoterápicos que proporcionan alternativas eficaces a las medicinas que se recetan frecuentemente para ayudar a conciliar el sueño.

Conocer bien las causas de tu problema es un primer paso para resolverlo; la información que encontrarás en este libro debería ser suficiente para ayudarte a alcanzar un buen descanso nocturno.

Por qué un buen descanso nocturno es esencial para tu salud

El sueño es un fenómeno fisiológico curioso. A pesar de que no hay ninguna duda acerca de que es esencial —tan necesario para nuestra salud y supervivencia como la alimentación, el agua y el aire—, los científicos todavía no saben exactamente por qué dormimos, incluso tras décadas de investigaciones a alto nivel. No es ningún secreto, sin embargo, que un sueño suficiente es necesario para sentirse físicamente con energía y mentalmente alerta. Además, parece que dormir contribuye a restaurar unos niveles adecuados de neurotransmisores en el cerebro y desempeña un papel en el bienestar emocional. Algunos científicos han teorizado que cuando soñamos estamos contribuyendo a organizar y mantener los recuerdos.

A pesar de los misterios del sueño, una cosa está clara: necesitamos un buen descanso nocturno para sentirnos bien y rendir al máximo. En este capítulo te explicaremos cuáles son los patrones y los requisitos de un sueño normal, los problemas relacionados con las disfunciones del sueño y las consecuencias de la privación del sueño.

LA ANATOMÍA DEL SUEÑO

Estudios elaborados concienzudamente han demostrado que la mayoría de adultos necesitan unas ocho horas de sueño cada veinticuatro horas. La mayoría de personas son activas durante el día y duer-

11

men por la noche y es también normal experimentar un periodo de somnolencia al mediodía, que en muchas culturas se soluciona con una siesta. El ciclo de sueño y vigilia viene determinado por un reloj biológico interno que establece los ritmos circadianos («circadiano» se refiere a un periodo de aproximadamente veinticuatro horas). Además de regular el ciclo sueño/vigilia, este reloj interno controla la cadencia de cientos de funciones corporales metabólicas y de otro tipo. La luz que percibimos con los ojos desempeña un papel fundamental en el establecimiento de los ritmos circadianos. La luz se traslada desde la retina en forma de señales eléctricas a través del nervio óptico hacia el centro del cerebro y alcanza el hipotálamo, el principal reloj del cuerpo, que contiene un minúsculo grupo de neuronas llamado núcleo supraquiasmático (NSQ). Cuando la luz del día se desvanece, el NSQ envía una señal a otra estructura del cerebro, la glándula pineal, para que produzca melatonina, una hormona que favorece la conciliación del sueño. Por el contrario, a la salida del sol, el NSQ hace que la glándula pineal disminuya la producción de melatonina y favorezca el despertar. El hipotálamo coordina el ciclo sueño/vigilia con un buen número de otros ritmos circadianos, como el aumento y disminución de la temperatura corporal y la secreción de otras hormonas cada veinticuatro horas.

Otros factores internos y externos pueden afectar a estos ritmos y tener consecuencias sobre el sueño. Por ejemplo, los cambios hormonales (como los de la menopausia) pueden provocar estragos en el ciclo sueño/vigilia, los cambios de husos horarios al viajar son conocidos por alterar las pautas del sueño, e incluso la exposición a la luz fuera de horario —ya sea por una luna llena o por una fuente artificial— pueden reconfigurar nuestro reloj interno.

Las fases del sueño

Es útil comprender la progresión de un sueño normal para entender mejor por qué los trastornos del sueño son tan perturbadores para la salud y el bienestar. Desde la década de 1950, los científicos han utilizado la polisomnografía, el registro simultáneo de datos electrofisiológicos y de otro tipo durante el sueño, para investigar la actividad cerebral y corporal mientras dormimos. Durante el sueño se dan cinco fases distintas y cada una de ellas tiene un papel esencial a la hora de conseguir que al despertar estemos descansados y alerta. Cuatro de estas fases están clasificadas como no-REM, y la quinta es la fase REM. Como ya debes saber, la sigla en inglés REM significa movimiento ocular rápido (*rapid eye movement*).

El sueño ligero no-REM

La primera fase, también llamada estado hipnagógico, es un estadio de sueño ligero no-REM que ejerce de transición entre la vigilia y el sueño. Durante ella, los estímulos externos se van desvaneciendo y nuestros pensamientos se convierten en algo poco definido mientras vagamos de la conciencia a la inconsciencia. Nuestros músculos se relajan y nuestra temperatura corporal, la presión sanguínea y el pulso empiezan a disminuir lentamente.

En esta fase, las ondas cerebrales son rápidas e irregulares. La mayoría son ondas theta, a una frecuencia de 4 a 7 ciclos por segundo, aunque en los registros polisomnográficos también se pueden percibir ondas alfa intermitentes, que tienen una frecuencia de 8 a 13 ciclos por segundo e indican una relajación de la vigilia. Por su parte, los niveles de serotonina, un neurotransmisor que permite la comunicación entre células nerviosas y actúa como tranquilizante natural, empiezan a incrementarse en el cerebro. Para la mayoría de las personas que gozan de patrones de sueño saludables, esta primera fase del sueño dura unos pocos minutos.

Cuando entramos en la segunda fase de sueño no-REM, la relajación se hace más profunda. Las ondas cerebrales se agrandan y muestran ráfagas de actividad eléctrica como husos de sueño y complejos K, unas ondas bautizadas así por su aspecto característico en el polisomnógrafo. Mientras que en la primera fase del sueño no se producen grandes avances en la recuperación física del cuerpo, algunos de estos empiezan con la segunda fase.

13

Sueño profundo no-REM

Es más difícil despertar a un durmiente durante el sueño profundo que sucede a las fases primera y segunda. Cuando entramos en las fases tercera y cuarta del sueño no-REM, las ondas cerebrales se agrandan y lentifican mucho. Son las ondas delta, con una frecuencia de 0,5 a 4 ciclos por segundo. En general, entre un 20 y un 50 % de la actividad cerebral registrada en la tercera fase consiste en ondas delta; durante la cuarta fase, más del 50 % son ondas delta, y el resto ondas theta.

Aunque durante cualquiera de estas fases solo parece que el durmiente respira lenta y regularmente y descansa tranquilamente, el sueño profundo no-REM es fundamental para la salud. Este periodo de calma da al cerebro y al sistema nervioso la oportunidad de recuperar el equilibrio y permite que el cuerpo realice la mayoría de su trabajo reparador.

Un sueño de calidad se relaciona en buena parte con el porcentaje de tiempo que pasamos en la cuarta fase, también llamada sueño delta. Los investigadores tienen todavía que determinar la cantidad óptima de tiempo de sueño delta, pero sin duda esta fase contribuye en gran medida a nuestra salud y bienestar.

Durante el sueño delta se fortalece el sistema inmunológico, se renuevan los glóbulos rojos y se segrega hormona del crecimiento, que no es solo fundamental para el desarrollo saludable de los niños, sino que también lo es para reparar el tejido muscular de los adultos. Las personas que padecen una ausencia crónica de sueño delta sufren a menudo más enfermedades, así como dolores y fatiga.

Fase REM

Después de una hora aproximada de fases no-REM, el sueño muta a un estadio activo caracterizado por movimientos oculares rápidos (REM, por *rapid eye movements*). En el sueño REM, nuestras ondas cerebrales se parecen mucho a las que se producen durante la vigilia, pero de hecho estamos soñando. El cerebro inhibe ciertas neuronas de la médula espinal, lo que hace que los nervios que controlan los movimientos corporales queden temporalmente inactivos, evitándonos (a la mayoría) que realicemos acciones físicas mientras soñamos. Durante esta fase aumentan el pulso, la presión sanguínea, la respiración y las secreciones gástricas.

Mientras los bebés permanecen aproximadamente el 50 % de sus horas de sueño en la fase REM, el sueño REM decrece generalmente con la edad. De adultos, pasamos unas tres cuartas partes de las horas de sueño en fases no-REM y solo soñamos activamente durante la otra cuarta parte del tiempo restante. El sueño REM se produce varias veces en una noche normal, ya que entramos en un periodo REM aproximadamente cada noventa minutos mientras dormimos. Un periodo REM típico dura entre veinte y cuarenta minutos, pero puede alcanzar la hora si la sesión de sueño ha sido larga.

No se ha llegado a comprender del todo la función exacta del sueño REM, pero parece ser absolutamente necesario. Algunos estudios han demostrado que durante esta fase los recuerdos se organizan y almacenan, algo que es un componente esencial del aprendizaje. Los sueños que caracterizan el sueño REM parecen proporcionar un medio para superar problemas en los planos consciente y subconsciente. Aunque la mayoría se olvidan al despertar, la privación del sueño REM y de los sueños puede provocar irritabilidad, ansiedad, confusión y problemas con el control de los impulsos.

¿CUÁNTO SUEÑO NECESITAMOS?

Una encuesta realizada en 2001 por la Fundación Nacional del Sueño de Estados Unidos reveló que un 63 % de adultos estadounidenses dormía menos de ocho horas diarias; la mayoría de personas encuestadas dormía una media de siete horas, pero el 31 % dormía incluso menos horas.* Por el contrario, a comienzos de siglo xx,

---

* En España, la duración media del sueño es de 7,7 horas para todos los grupos de edad y de 7,2 horas, para el grupo de 25 a 65 años. *Fuente*: Encuesta Nacional de Salud, 2006, Ministerio de Sanidad, Servicios Sociales e Igualdad. También en Palanca Sánchez (2011).

la población dormía nueve horas diarias o más. La expansión de la electricidad ha desempeñado un papel clave en el cambio de los patrones del sueño. Antes de la luz eléctrica, la gente solía irse a dormir cuando se hacía de noche. Sin ningún género de duda, la posibilidad de encender fácilmente la luz ha acortado las horas dedicadas al sueño y ha cambiado su cadencia. Sin oscuridad, se inhibe la producción de melatonina en el cerebro, lo cual hace que tendamos a permanecer levantados hasta mucho después del anochecer.

La mayoría de nosotros hemos escuchado durante nuestra vida adulta que es necesario dormir ocho horas diarias, pero la realidad es que muchas personas no necesitan más de seis, mientras que otras necesitan nueve o más para funcionar a pleno rendimiento. Es evidente que hay diferencias individuales cuando se trata de definir cuántas horas de sueño son suficientes. Quizás el mejor indicador para saber si dormimos o no lo suficiente es cómo nos sentimos cuando estamos despiertos. Si te levantas por la mañana sin necesidad de un despertador y te sientes fresco y con energía, entonces es muy probable que hayas dormido lo suficiente.

Variaciones en los patrones del sueño

Los investigadores han descubierto que las personas que se desarrollan bien con pocas horas de sueño —personas que duermen poco— pasan más tiempo en las fases REM y cuarta, que se considera que son las más reparadoras. Por su parte, las personas que duermen mucho, las que necesitan nueve horas de sueño o más, pasan más tiempo en la segunda fase, que es un estadio de sueño más ligero. Las mujeres tienen tendencia a dormir más que los hombres, aunque la razón de esta diferencia entre géneros no está del todo clara.

Para la mayoría de nosotros, el reloj biológico funciona con un ciclo de aproximadamente veinticuatro horas. Sin embargo, las personas no solo difieren por las horas de sueño que necesitan, sino también por el momento en el que tienden a necesitar dormir dentro de ese ciclo. Algunas personas se sienten más enérgicas a primera hora de la mañana; estas *alondras* se suelen levantar pronto, sin que importe la hora a la que se hayan acostado. Otras personas son *ruiseñores* que no se sienten en óptimas condiciones hasta tarde. Pero incluso con estas variaciones en los patrones del sueño, la mayoría de individuos sienten sueño en algún momento después del anochecer, especialmente entre la medianoche y el amanecer.

Con la edad, el sueño se hace más ligero y se ve interrumpido más fácilmente; dormimos menos que de jóvenes. Son cambios que se producen como consecuencia de una serie de trastornos del sueño

Aunque parece que los patrones del sueño tienen una base genética, existen otros factores que influyen en la necesidad de dormir. Si estamos enfermos, por ejemplo, necesitamos descansar más para que nuestro sistema inmunológico gane la batalla contra la enfermedad. El ejercicio físico regular puede reducir la cantidad de sueño que necesitamos normalmente, pero realizar un ejercicio demasiado fuerte o al que no estamos acostumbrados puede incrementar nuestras necesidades, y hacer ejercicio justo antes de ir a la cama puede interferir en cómo dormimos (ver el capítulo «Ejercicio físico y técnicas de relajación para mejorar la vigilia y el sueño», página 151).

Normalmente, la cantidad de sueño que necesitamos cambia a lo largo de la vida. Los bebés y los niños duermen más horas y más profundamente que los adultos; de hecho, los bebés pueden dormir hasta dieciocho horas diarias. Con la edad, el sueño se hace más ligero y se ve interrumpido más fácilmente; dormimos menos que cuando éramos jóvenes. Sin embargo, estos cambios se producen como consecuencia de una serie de trastornos del sueño (especialmente entre los mayores), no porque necesitemos dormir menos con la edad. Por otro lado, si nos encontramos con que necesitamos dormir más horas que antes, probablemente es porque la calidad de nuestro sueño no es tan buena. La calidad del sueño es tan importante como la cantidad de horas que dormimos.

A pesar de las diferencias individuales en los patrones del sueño, disfrutar de un sueño suficiente —y de buena calidad— es esencial para el bienestar físico y emocional de todos. Por desgracia, nuestra sociedad ha tendido a subestimar la importancia del sueño. Acumulamos tantas actividades como sea posible en el día a día y dejamos poco tiempo para el descanso. Pero, aunque nuestro estilo de vida haya cambiado, nuestros cuerpos siguen necesitando un sueño adecuado.

DORMIR NO ES OPCIONAL

Muchas personas creen que si se acostumbran a dormir menos, sus cuerpos y cerebros se habituarán a la restricción del sueño y serán capaces de funcionar como antes; sin embargo, los investigadores han descubierto que esta creencia es una ilusión. De hecho, un estudio reciente publicado en *Sleep* demostró que dormir menos de seis horas durante varias noches seguidas reduce el rendimiento físico y mental tanto como permanecer despierto durante dos noches consecutivas.

Hans P. A. van Dongen, profesor ayudante de la Facultad de Medicina de la Universidad de Pennsylvania de Filadelfia, realizó un estudio con cuarenta y ocho personas divididas en cuatro grupos: tres de los grupos durmieron cuatro, seis y ocho horas respectivamente por noche durante dos semanas, y uno pasó sin dormir tres días y dos noches. (Se controló a todos los participantes para que no echaran una siesta o tomaran cafeína durante el estudio.) Además de realizar varios test mentales y fisiológicos diarios, los participantes evaluaban su propio nivel de fatiga. El equipo investigador descubrió que los tres grupos de personas que dormían menos de ocho horas diarias presentaban tiempos de reacción más lentos y eran menos capaces de pensar claramente y de realizar sencillas pruebas de memoria. A pesar de que estos participantes se sentían menos cansados que aquellos que no durmieron durante dos noches, los resultados de los test demostraron que su rendimiento era igual de escaso.

Los riesgos de dormir demasiado poco

Problemas psicosomáticos como el dolor de cabeza, el malestar gastrointestinal y la pérdida de apetito suelen ser efectos colaterales de un sueño insuficiente. La privación de sueño tiene también un efecto significativo sobre el estado psicológico, tanto cognitivo como emocional. Uno de los primeros indicadores de un sueño insuficiente son las dificultades con la concentración y la memoria a corto plazo. Los procesos de pensamiento se lentifican, aumenta el tiempo de reacción y mengua la creatividad. Dormir tan solo una hora o dos menos de lo habitual hace que decrezca nuestra capacidad de resolver problemas al día siguiente, ya que la toma de decisiones depende de nuestro estado de alerta.

La mayoría de personas que sufren de privación del sueño tienen tendencia a ser más irritables, lo que provoca tensiones familiares y con los compañeros de trabajo, y aumenta significativamente la posibilidad de conflictos. La privación de sueño puede tener manifestaciones más alarmantes, parecidas a las de enfermedades mentales graves como la psicosis, la paranoia y la esquizofrenia. Los investigadores han observado que no es infrecuente que una persona privada de sueño exhiba episodios esporádicos de comportamientos extraños: por ejemplo, paranoia, delirios de grandeza, alucinaciones y cambios de personalidad, incluidas tendencias agresivas.

El sueño es una necesidad y no una opción, por eso pueden producirse «microsueños» si no descansamos lo suficiente. Un microsueño es un breve periodo de tiempo —normalmente unos pocos segundos— en el que el cerebro entra en un estado de sueño, habitualmente sin que la persona que lo sufre sea consciente de ello; durante estos lapsus de atención, la persona pierde el control consciente de los pensamientos y acciones y no recuerda nada de lo ocurrido. La mayor incidencia de microsueños es directamente proporcional a la falta de sueño. Los microsueños ocurren sea cual sea la actividad que estemos realizando y pueden ser extremadamente peligrosos: por ejemplo, si se dan mientras estamos conduciendo o manipulando maquinaria.

19

Es evidente que la falta de sueño nos pone a nosotros y a los que nos rodean en situación de riesgo, a veces con consecuencias catastróficas. Algunos conocidos accidentes industriales recientes están relacionados con el sueño: el incidente en la planta nuclear de Three Mile Island en 1979, la desastrosa explosión nuclear en Chernóbil en 1986 y el derrame de petróleo del *Exxon Valdez* en la costa de Alaska en 1989. En Estados Unidos se estima que los accidentes relacionados con el sueño cuestan unos 56.000 millones de dólares anuales. Todavía más trágica es la pérdida de veinticinco mil vidas al año en accidentes relacionados con la privación de sueño. Según la Administración Nacional para la Seguridad del Tráfico en Carretera, más de cien mil accidentes de tráfico al año son causados por conductores fatigados.*

La falta de sueño desgasta el cuerpo y redunda en una menor inmunidad e infecciones más frecuentes. También se relaciona con el envejecimiento prematuro

Aunque la privación de sueño no tenga como consecuencia un accidente, tiene muchas otras consecuencias negativas. El sueño permite que el cuerpo realice numerosas funciones reparadoras, como la desintoxicación, la reparación de daños celulares y la identificación y destrucción de gérmenes extraños. La falta de sueño desgasta el cuerpo y reduce los niveles de componentes importantes del sistema inmunológico, lo que redunda en una menor inmunidad e infecciones más frecuentes.

Incluso el envejecimiento prematuro está relacionado con un sueño insuficiente. En un estudio de la Universidad de Chicago, los investigadores descubrieron un deterioro fisiológico significativo en participantes sanos (con edades comprendidas entre dieciocho y

---

* En España las cifras sobre accidentes de tráfico causados por la fatiga y por quedarse dormidos al volante oscilan entre el 30 y el 50 %, dependiendo de las fuentes. Según la Dirección General de Tráfico, en su Campaña contra las Distracciones, el sueño es una de las cinco causas principales de los siniestros con víctimas, y el cansancio o la fatiga está detrás, directa o indirectamente, del 40 % de ellos.

veintisiete años) tras solo seis días de reducción de sus horas de sueño de ocho a cuatro; los participantes necesitaban un 40 % de tiempo más de lo normal para regular su nivel de azúcar en sangre y su capacidad de producir y regular insulina cayó el 30 % por debajo de lo normal. Los investigadores concluyeron que dormir muy poco afecta negativamente a la regulación de la glucosa en sangre y los niveles de insulina. Un control deficiente del azúcar en sangre y de la insulina es un factor básico de enfermedades degenerativas crónicas, como diabetes, hipertensión, dolencias cardiovasculares y deterioro de la memoria.

Cómo nos afecta la deuda de sueño

Se denomina «deuda de sueño» a la diferencia entre las horas de sueño que necesitamos y las horas que realmente dormimos. Empezamos a acumularla cada vez que dormimos insuficientemente más de una noche, incluso aunque nos parezca que somos capaces de funcionar si dormimos pocas horas. Los costes de la deuda de sueño, como ya hemos dicho, son altos, especialmente para el cerebro; la actividad cerebral es menos eficiente, lo que provoca problemas de memoria y dificultades en la realización de tareas rutinarias.

De hecho, nuestro cuerpo se las arregla mejor con la falta de sueño que nuestro cerebro, porque tanto la duración como la calidad del sueño provocan que el cerebro empiece a acumular deuda de sueño. El cerebro realiza importantes funciones mientras dormimos, especialmente durante los periodos REM, cuando procesa información adquirida durante el día y traslada los datos de la memoria a corto plazo a la memoria a largo plazo. El sueño REM es también el estadio más reparador para el cerebro, cuando se restauran los suministros de varios neurotransmisores (en contraste con las fases no-REM, en las que la recuperación se centra en el resto del cuerpo). Los periodos REM se extienden a lo largo de una noche de sueño, y el periodo REM más largo se produce entre la séptima y la octava hora; así, si dormimos menos de ocho horas, nuestro cerebro se pierde la hora de sueño más refrescante y rejuvenecedora.

Por desgracia, no se puede liquidar la deuda de sueño durmiendo más horas el fin de semana. Si perdemos una hora o dos de sueño en una noche, probablemente podremos recuperarlas durmiendo algunas horas extra la noche siguiente. Si habitualmente dormimos menos horas de las necesarias, deberemos dormir ocho o más horas durante varias semanas seguidas para empezar a recuperar nuestro cuerpo y nuestro cerebro, y alcanzar un funcionamiento saludable y normal.

La verdad es que nunca podremos recuperar del todo las horas de sueño perdidas, pero ser consciente de que probablemente necesitamos dormir más es un buen punto de partida para empezar a resolver nuestros problemas de deuda de sueño. Sin embargo, para los millones de personas que luchan contra el insomnio y otros trastornos del sueño, la privación crónica de descanso y su creciente deuda son una realidad muy dolorosa.

El insomnio
y sus principales causas

Casi todos hemos tenido alguna vez problemas para conciliar el sueño. Un día estresante, demasiada cafeína, los ladridos de un perro o la excitación por marchar de viaje pueden interferir en un buen sueño. Observa la lista de la página siguiente, que enumera los síntomas del trastorno del sueño conocido como insomnio. ¿Alguna de estas afirmaciones se te pueden aplicar a ti o algún ser querido?

Este capítulo describe algunas de las causas más habituales del insomnio y da claves sobre cómo tratar estos problemas naturalmente, sin recurrir a medicamentos que nos ayuden a mantenernos despiertos durante el día siguiente a un episodio de este trastorno, recurso que llega a suponer un gasto sanitario enorme.

¿QUÉ ES EL INSOMNIO?

El insomnio se presenta bajo una variedad de frecuencias y formas. Algunas personas tienen dificultades para conciliar el sueño, mientras que otras pueden dormirse sin problemas en un primer momento, pero luego se despiertan varias veces durante la noche.

Un tercio de estadounidenses han experimentado ocasionalmente una noche con alteraciones de sueño o sin dormir. Dormir bien es algo raro para millones de personas; se estima que por lo menos el 10 % de los estadounidenses sufren insomnio periódicamente.*

---

* Ver la nota al pie de la página 9.

El insomnio puede ser agudo o crónico. El insomnio agudo solo aparece ocasionalmente. Es pasajero: en general dura solamente unas cuantas noches, un mes como mucho. El insomnio agudo se debe principalmente a algún tipo de estrés emocional o excitación. Por ejemplo, las preocupaciones económicas o las peleas con la pareja pueden mantenernos despiertos, del mismo modo que pueden hacerlo un ascenso en el trabajo o el hecho de pensar en unas próximas vacaciones. Un malestar físico transitorio, como el derivado de una gripe o de un dolor de espalda, también puede conllevar un episodio de insomnio. El jet lag puede producir insomnio agudo porque el reloj interno no puede reajustarse inmediatamente a los diferentes husos horarios. Incluso el ejercicio, que es sin ninguna duda una costumbre saludable, puede provocar este tipo de problema de sueño si la actividad es demasiado vigorosa y se realiza dentro de las tres horas previas a acostarse. En casos de insomnio agudo, el cuerpo regresa rápidamente a un patrón normal de sueño cuando se han resuelto las causas subyacentes, ya sean emocionales o físicas.

El insomnio crónico es bastante diferente; persiste durante más de un mes y puede prolongarse durante años. Es raro que se tengan problemas para dormir cada noche, pero no es infrecuente que las personas que padecen insomnio crónico tengan trastornos en el sueño por lo menos tres veces por semana.

CAUSAS HABITUALES DEL INSOMNIO

Insomnio agudo
- Estrés emocional ocasional.
- Exceso de cafeína, alcohol o tabaco.
- Alteraciones ambientales (ruido, luz o temperaturas extremas).
- Alteraciones del ciclo sueño/vigilia (como el jet lag).
- Efectos secundarios de algunos medicamentos (como analgésicos, remedios contra los resfriados y las alergias, y antidepresivos).

Insomnio crónico
- Ciertas afecciones (como el reflujo gastroesofágico).
- Estrés emocional prolongado o trastornos afectivos (como la depresión o la ansiedad).
- Trastornos del sueño (como la apnea del sueño o el síndrome de las piernas inquietas).
- Consumo crónico de cafeína, alcohol o tabaco.
- Malos hábitos de sueño.
- Alteraciones del ciclo sueño/vigilia (como el cambio de turno en el trabajo).
- Ciertos tratamientos de larga duración (por ejemplo, con anticongestivos o antidepresivos).

La Fundación Nacional del Sueño de Estados Unidos estima que las personas con insomnio crónico tienen problemas para dormir una media de dieciséis noches de cada treinta. El insomnio crónico tiene muchas causas, desde problemas físicos, como la artritis o algunos trastornos respiratorios, hasta el estrés emocional de larga duración. Incluso los factores relacionados con el ambiente o el estilo de vida (ver el próximo epígrafe) pueden conllevar dificultades crónicas para conciliar el sueño.

El insomnio, tanto el agudo como el crónico, tiende a afectar más a las personas mayores que a las jóvenes, y las mujeres parecen ser más propensas a tener problemas de sueño que los hombres. Mucha gente cree que los trastornos del sueño están causados fundamentalmente por la ansiedad o la depresión. Es cierto que las personas estresadas, con ansiedad o deprimidas suelen tener problemas para dormir (ver «Factores psicofisiológicos del insomnio», página 33), pero la mayoría de la gente que sufre insomnio no suele tener trastornos afectivos. Sin embargo, un insomnio duradero puede causar una fatiga extrema, ansiedad por no ser capaz de dormir y, finalmente, una depresión. Durante los periodos en que estamos sometidos a estrés, podemos ayudarnos a disfrutar de un buen sueño utilizando técnicas de relajación, suplementos nutricionales y plantas medicinales, como veremos en este libro.

FACTORES AMBIENTALES Y DE ESTILO DE VIDA EN EL INSOMNIO

Algunos somos más propensos que otros a tener dificultades para dormir. Todos estamos programados de forma diferente y algunos individuos son más susceptibles a las alteraciones ambientales, ya sean externas o internas. Por ejemplo, mientras que las personas que tienen el sueño ligero pueden despertarse al más tenue ruido, otras personas son capaces de dormir en cualquier situación. Existen muchos factores ambientales y relacionados con el estilo de vida, como un vecino ruidoso o la falta de ejercicio, que pueden interferir en nuestro sueño. A menudo, solucionar estas cuestiones es lo único que se necesita para recuperar un patrón de sueño saludable.

La dieta y el ejercicio afectan al sueño

Aquello que comemos y bebemos puede influir significativamente en nuestro sueño para bien o para mal, un hecho evidente que a menudo se pasa por alto. La cafeína se encuentra en lo más alto de la lista de alteradores del sueño relacionados con la dieta. Incluso las cantidades residuales de cafeína en el café descafeinado pueden ocasionar problemas de sueño a algunas personas. El recurso a este estimulante está muy extendido para retrasar temporalmente la aparición del sueño y, aunque consigamos dormirnos, con frecuencia provoca que nos despertemos durante la noche (ver «Cafeína e insomnio», página 85). La cafeína provoca insomnio especialmente cuando se ingiere a última hora de la tarde, pero lo cierto es que tomándola a cualquier hora puede provocar trastornos del sueño en personas sensibles a sus efectos.

El alcohol, que se suele considerar más sedante que estimulante, también puede provocar problemas de sueño. Sus efectos iniciales son relajantes, pero una vez lo ha metabolizado el cuerpo, tiene efectos estimulantes. Aunque una copa de vino con la cena puede relajarnos, demasiado alcohol (más de una o dos copas al día) puede contribuir tanto al insomnio agudo como al crónico. El consumo de alcohol en las dos horas previas a acostarnos puede incidir especialmente en que suframos alteraciones del sueño (ver «Alteradores sutiles del sueño», página 84).

El consumo de alcohol en las dos horas previas a acostarnos puede provocar alteraciones del sueño

La nicotina, un estimulante aún más fuerte que la cafeína, contribuye también a la aparición del insomnio. Existen estudios que han demostrado que provoca dificultades a la hora de conciliar el sueño, agitación nocturna, pesadillas, problemas para despertarse por la mañana y somnolencia durante el día. Los fumadores también padecen una mayor incidencia de trastornos respiratorios relacionados con el sueño, como los ronquidos (ver «Apnea del sueño», página 42). Es útil darse cuenta de que las personas que fuman durante el día —y las que intentan dejarlo— perciben la ausencia de nicotina durante la noche, lo que puede hacer que se despierten, así como causar una tensión y ansiedad que contribuye a la falta de sueño; afortunadamente, estos síntomas de abstinencia tienden a declinar al cabo de diez días de no tomar nicotina. Dejar de fumar mejora la calidad del sueño y el bienestar en general.

La cantidad de comida que ingerimos, así como las horas en que comemos, están a menudo relacionadas con la falta de descanso o con los trastornos del sueño. Comer en demasía justo antes de ir a dormir, por ejemplo, puede dificultar conciliar el sueño. Por otro lado, comer demasiado poco puede provocar insomnio, porque el descenso de azúcar en sangre durante la noche puede hacer que nos despertemos. De hecho, existen muchos factores dietéticos que desempeñan un papel importante en el sueño. (Ver el capítulo «Dieta y nutrición para un descanso reparador y una energía óptima» para más información acerca de cómo seguir una dieta que incluya nutrientes útiles y elimine alimentos estresantes.)

Una razón por la cual la gente mayor tiene más problemas relacionados con el sueño es que una actividad física insuficiente puede contribuir al insomnio. El ejercicio diario (como un paseo de treinta minutos a buen ritmo por la mañana o por la tarde) es un excelente hábito que también contribuye a obtener un sueño reparador durante la noche. Sin embargo, como en el caso de la alimentación, hay que recordar que el tipo, la cantidad y el horario en que lo realicemos determina si el ejercicio es beneficioso o perjudicial para el sueño. Un ejercicio vigoroso realizado durante las tres o cuatro horas anteriores a acostarse puede ser demasiado estimulante y provocar que permanezcamos despiertos, mientras que movimientos más lentos y contemplativos, como unos estiramientos suaves o unos ejercicios respiratorios, pueden contribuir a calmar el cuerpo y la mente, y hacer más fácil conciliar el sueño (ver el capítulo «Ejercicio físico y técnicas de relajación para mejorar la vigilia y el sueño», página 151).

Tu entorno y el sueño

Para la mayoría de la gente es necesario un entorno tranquilo y oscuro para un descanso reparador, pero tanto si tu dormitorio se encuentra en el campo o en la ciudad, las alteraciones ambientales se inmiscuyen a menudo en la duermevela. Los sonidos del tráfico, los perros que ladran, un televisor encendido en otra habitación, los trenes, los aviones o un compañero de cama que ronque pueden alterar tu sueño, incluso aunque no te despierten del todo. Si en tu entorno existe un ruido que no puedes controlar, piensa en invertir en un equipo de sonido que tape el ruido externo con un runrún tranquilo, como una lluvia suave o las olas del mar. Incluso el sonido de un ventilador eléctrico puede resultar relajante y es excelente para bloquear ruidos molestos.

La luz es otro factor primordial del insomnio. La luz que proviene de la calle, de una casa vecina o incluso la luz de la luna que se filtra a través de la ventana pueden dificultar el sueño. Como hemos visto en el capítulo «Por qué un buen descanso nocturno es esencial para tu salud», la oscuridad contribuye fisiológicamente a que conciliemos el sueño, y la más tenue luz puede alterar los ritmos circadianos y poner en alerta al cuerpo para levantarse. Oscurece tu dormitorio tanto como puedas con persianas y cortinas que eviten la entrada de luz por la noche. Un antifaz (de venta en farmacias) proporciona una solución sencilla a un problema de sueño causado por la luz.

La oscuridad contribuye fisiológicamente a que conciliemos el sueño, y la más tenue luz puede poner en alerta nuestro cuerpo

Otra circunstancia que hay que considerar es si en tu dormitorio hace demasiado frío o calor, ya que para un buen descanso nocturno es esencial una temperatura confortable. Es preferible que la habitación esté un poco fría; la mayoría de las personas duermen en buenas condiciones a una temperatura que oscile entre los 16 y los 18 °C. En invierno, baja la temperatura de la calefacción y prepara la cama con diversas capas de sábanas, mantas y colchas para así graduar el frío y el calor según tus necesidades. Si es posible, duerme con la ventana abierta para que el aire fresco circule. En verano, el aire acondicionado puede ser básico para dormir bien en lugares con un clima cálido o húmedo.

Las personas difieren según qué tipo de colchón encuentran más confortable, pues la superficie sobre la que dormimos, si es demasiado blanda o demasiado rígida, es un factor que contribuye a la existencia de problemas para dormir. La mejor manera de descubrir tu superficie ideal es visitar una tienda y probar varios colchones hasta encontrar la combinación ideal de rigidez y confort. Un colchón y un somier de calidad son un buen soporte para los hombros, las caderas y la parte baja de la espalda, que son las partes más pesadas del cuerpo. Un soporte poco adecuado puede causar dolor de espalda crónico, pero un colchón demasiado firme no es necesariamente bueno, porque una superficie muy rígida puede crear puntos de presión incómodos y dolores musculares. Muchos colchones proporcionan un soporte firme y además tienen una capa superficial suave para un confort óptimo. Al escoger la cama, no sobrevalores el tamaño como un factor para el confort. Si duermes acompañado, escoge una cama grande para que ambos tengáis libertad de movimiento durante la noche. Es probable que debas cambiar de colchón y somier como mínimo una vez cada diez años para garantizarte un descanso confortable.

Problemas de sueño en la vida contemporánea

Un horario errático, tan común hoy en día, es también un factor habitual de los problemas de sueño que pueden derivar en auténticos trastornos. La mayoría de personas son conscientes de que cambiar de zona horaria o trabajar en un turno de noche interfiere en el ciclo natural del sueño/vigilia. Sin embargo, muchos no se dan cuenta de que la costumbre tan extendida de permanecer despierto hasta tarde durante el fin de semana y dormir hasta tarde por las mañanas también puede perturbar los ritmos circadianos.

En general, nuestro cuerpo funciona sobre la base de un horario rutinario; establecer un horario fijo para dormir y despertarse es útil para prevenir los trastornos del sueño y para superarlos.

Jet lag

Es probable que si has viajado a una zona horaria diferente de la tuya hayas experimentado problemas de sueño. Cuando tu reloj interno tiene que adaptarse a un horario diferente, pueden aparecer la desorientación, la irritabilidad, la fatiga y el insomnio característicos del desfase horario. Volar a través de zonas horarias distintas requiere un reajuste de los mecanismos que regulan la temperatura corporal, el ritmo cardíaco, los niveles de hormonas y los patrones de sueño, y es normal que tu cuerpo necesite un par de días para adaptarse. Cuantas más zonas horarias se cruzan, más grave tiende a ser el jet lag.

Si es posible, vuela durante el día para llegar a tu destino de noche. Esto permite cenar e ir a la cama según los horarios locales, cosa que ayudará a que te adaptes más rápidamente. Si no puedes llegar al anochecer, evita el impulso de echar una siesta, ya que dormir durante el día solo hará que te resulte más difícil dormir por la noche. En lugar de ello, lo más beneficioso que puedes hacer es realizar algo de ejercicio nada más llegar. Durante tus viajes, es una buena idea pasear cada día durante treinta minutos a buen ritmo (ver el capítulo «Ejercicio físico y técnicas de relajación para mejorar la vigilia y el sueño», página 151). Si caminas por la mañana, te aclimatarás más rápidamente a la hora local, porque la exposición al sol contribuirá a la adaptación de tu reloj biológico.

Existen otras ayudas naturales para contrarrestar los efectos del jet lag. El ginseng siberiano puede ayudar a tu cuerpo a adaptarse más rápidamente al estrés del viaje (ver el capítulo «Dieta y nutrición para un descanso reparador y una energía óptima», página 63). Para relajarte antes de ir a dormir, puedes tomar pasiflora para calmar el sistema nervioso y conciliar el sueño (ver página 97), o melatonina, una hormona que informa al cuerpo de que es hora de ir a dormir (ver el capítulo «Suplementos especiales para problemas específicos relacionados con el sueño», página 125). La utilización de aceites esenciales para relajarse por la noche y para reforzar la energía y la claridad mental durante el día (ver el capítulo «Técnicas sensoriales y de meditación para dormir y levantarse», página 163) también puede calmar el estrés del viaje y ayudar a adaptarse a un nuevo huso horario con un mínimo de dificultad.

Las personas que trabajan en turnos alternos son especialmente susceptibles de padecer problemas de insomnio crónico porque suelen cambiar sus horarios de trabajo cada una o dos semanas y tienden a seguir otro horario diferente en sus días libres. Es habitual que esas personas tengan cada vez más dificultades para adaptarse a los horarios cambiantes cuando se hacen mayores.

Los efectos perturbadores del trabajo con horarios cambiantes se pueden minimizar con una rotación sistemática de los turnos hacia delante (es decir, primero por la mañana, luego por la tarde y finalmente por la noche) en lugar de trabajar según un cambio de turnos errático. Es útil mantener el mismo horario por lo menos durante tres semanas, lo que da al cuerpo el tiempo necesario para adaptarse a las variaciones. Aunque pueda resultar difícil, es beneficioso para los trabajadores con turnos cambiantes intentar mantener los mismos horarios en sus días libres, incluso durante los fines de semana y las vacaciones. También es muy importante dormir las horas necesarias —ocho horas, o un poco más o un poco menos, según las necesidades individuales—, de modo que el cuerpo y el cerebro pasen por todas las fases del sueño y realicen las tareas necesarias de reparación diaria.

Si el trabajo con turnos cambiantes te provoca insomnio, asegúrate de que cuando vayas a dormir tu dormitorio esté completamente a oscuras y tranquilo, para así convencer a tu cuerpo de que es hora de descansar y de que segregue la hormona del sueño, la melatonina. La práctica de técnicas de relajación (como las descritas en los capítulos «Ejercicio físico y técnicas de relajación para mejorar la vigilia y el sueño», página 151, y «Técnicas sensoriales y de meditación para dormir y levantarse», página 163) pueden ayudar a que cuerpo y mente se relajen después del trabajo, y permitirte dormir y descansar. La ingestión de suplementos de melatonina (ver el capítulo «Plantas medicinales más fuertes para el estrés y el insomnio», página 101) también puede ayudarte a conciliar el sueño. Además, mantener una dieta sana y equilibrada, y hacer ejercicio regularmente te ayudará a mitigar algunos de los efectos estresantes del trabajo con turnos cambiantes. Evita tomar cantidades excesivas de cafeína; y si debes tomar, asegúrate de no beber en las horas previas a irte a dormir (ver el capítulo «Dieta y nutrición para un descanso reparador y una energía óptima», página 63).

FACTORES PSICOFISIOLÓGICOS DEL INSOMNIO

De todos los factores del insomnio, el estrés es el más habitual. El estrés es sencillamente una respuesta agudizada del cuerpo a las siempre cambiantes condiciones de vida. Dificultades en las relaciones, presiones en el trabajo, problemas familiares o preocupaciones económicas son algunas fuentes habituales de estrés, aunque este puede estar provocado por experiencias más placenteras, como una nueva relación amorosa, un traslado o un ascenso en el trabajo. En general interpretamos los factores estresantes positivos como algo placentero, experiencias excitantes, pero pueden provocar tanta ansiedad como los factores negativos.

Un acontecimiento o una situación determinada no provocan estrés en sí mismos: es la interpretación que les damos, y cómo respondemos ante ellos, lo que causa estrés. Cada persona se enfrenta a los cambios ante circunstancias adversas de modo distinto, y una puede encontrar agobiante algo que a otra no le preocupa en absoluto. Por supuesto, existen acontecimientos trágicos que provocan aflicción en la mayoría. Pero en general, las situaciones que provocan estrés son problemas menores que sin embargo permitimos que nos afecten. Los cambios fisiológicos provocados por el estrés ocurren sin que seamos conscientes de ellos, de modo que no sabemos qué pasa dentro de nosotros hasta que la tensión explota en un dolor de cabeza o de espalda, unos malestares estomacales o palpitaciones, o una noche en vela.

El impacto del estrés

Cuando estamos ansiosos, reaccionamos físicamente como si el peligro fuera inminente. El sistema nervioso autónomo (las neuronas que controlan funciones involuntarias como el ritmo cardíaco, la presión de la sangre, la respiración y la digestión) se despierta y acelera las pulsaciones y la respiración, sube la presión, vierte azúcares almacenados (en forma de glucosa) al torrente sanguíneo e incrementa la producción de hormonas del estrés, como la adrenalina y el cortisol. Llamada «respuesta lucha-huida», esta reacción es un instinto automático de autoprotección que se desarrolló al inicio de la historia humana cuando, para sobrevivir, necesitábamos tanto la capacidad de luchar por nuestras vidas como de escapar del peligro. Los cambios fisiológicos que se producen durante esta respuesta al estrés proporcionan la cantidad de energía y fuerza para tratar con los peligros. Pero nuestros cuerpos no suelen distinguir entre peligros para la vida y factores estresantes ordinarios como las presiones relacionadas con el trabajo y las preocupaciones económicas.

Los cambios fisiológicos que se producen como respuesta al estrés dan la cantidad de energía y fuerza para tratar con los peligros. Pero nuestros cuerpos no suelen distinguir entre peligros para la vida y factores estresantes ordinarios

Sea inconsciente o no, el estrés —especialmente el estrés crónico, sin resolver— causa un daño significativo sobre nuestro bienestar físico y emocional. El insomnio es solo uno de los muchos síntomas y problemas relacionadas con el estrés. De hecho, se supone que casi el 90 % de las enfermedades están relacionadas con el estrés. Si sufres fatiga, ansiedad, diarrea, dolor de cabeza o de espalda, palpitaciones, irritabilidad, tensión muscular, malestares estomacales, bruxismo, pérdida de apetito sexual o dificultad de concentración sospecha del estrés.

Para añadir gasolina al fuego, solemos tratar el estrés con medios que a menudo no son saludables. La ingestión de alcohol u otras drogas, fumar, comer compulsivamente y ver demasiada televisión son algunos mecanismos negativos muy utilizados en nuestra sociedad. Quizá hayas adoptado algunos de estos patrones de

34

conducta negativos para atajar el estrés, pero existen otras maneras más positivas para hacerlo. Adoptar un estilo de vida saludable te proporciona una base sólida que permite afrontar los retos con un mínimo de desgaste para el cuerpo y la mente. Una dieta rica en nutrientes (ver el capítulo «Dieta y nutrición para un descanso reparador y una energía óptima», página 63), hacer ejercicio regularmente (ver el capítulo «Ejercicio físico y técnicas de relajación para mejorar la vigilia y el sueño», página 151), y un buen descanso mejoran la resistencia física a la enfermedad y la fatiga. El aprendizaje de nuevas técnicas de adaptación para vencer los patrones de pensamiento negativo (ver el capítulo «Sencillas estrategias conductuales y cognitivas para dormir mejor», página 139) y la práctica de técnicas de relajación profunda o de meditación (ver los capítulos «Ejercicio físico y técnicas de relajación para mejorar la vigilia y el sueño», página 151, y «Técnicas sensoriales y de meditación para dormir y levantarse», página 163) ayudan a reforzar el bienestar emocional.

Las plantas medicinales también pueden ser grandes aliados contra el estrés. Plantas revitalizantes como el ginseng siberiano (ver «Plantas medicinales para dormir mejor», página 78) refuerzan el sistema endocrino, la red de glándulas de producción de hormonas de nuestro organismo. El sistema endocrino funciona con el sistema nervioso para controlar diversas funciones fisiológicas, entre ellas, la respuesta a los factores estresantes. También se pueden tomar relajantes suaves, como la manzanilla y la melisa, que proporcionan una sensación de calma (ver el capítulo «Plantas medicinales suaves para el estrés y el insomnio», página 89). Durante periodos cortos de tiempo se pueden tomar sedantes más fuertes y plantas revitalizantes, como la kava, para relajar la mente y el cuerpo (ver el capítulo «Plantas medicinales más fuertes para el estrés y el insomnio», página 101), de modo que podamos realizar el trabajo cognitivo y conductual para comprender nuestro estado de agitación emocional o aprender nuevas maneras de enfrentarnos a él.

El estrés y el insomnio

Cada día estamos sometidos a una gran variedad de factores potencialmente estresantes. Los problemas en el trabajo, las preocupaciones económicas y los cambios en las relaciones pueden dificultar nuestro descanso nocturno. Pero no todos reaccionamos igual al estrés, así que un acontecimiento que provoque insomnio a una persona puede no afectar en absoluto el sueño de otra. Sin embargo, hay dos cosas ciertas: primero, que las hormonas del estrés segregadas por las glándulas suprarrenales producen un estado de alerta; y segundo, que si te sientes lo bastante estresado para que tus glándulas incrementen la producción de estas hormonas, es improbable que duermas bien. Los científicos han intentado aclarar el papel que desempeña el estrés en los patrones de sueño y también descubrir quién es más susceptible de sufrir insomnio inducido por el estrés y por qué.

En un estudio sobre la relación entre el estrés y el insomnio, los investigadores de la Universidad Estatal de Pennsylvania reclutaron a once personas con insomnio y trece personas con patrones de sueño saludables para que pasaran cuatro noches en el Centro de Investigación y Tratamiento del Sueño de la Facultad de Medicina. En el cuarto día y la cuarta noche se tomaron muestras cada media hora de la sangre de los participantes para medir los niveles de cortisol y de corticotropina (una hormona pituitaria que facilita la secreción de cortisol). Tanto las muestras diarias como las nocturnas del grupo de insomnes contenían niveles significativamente más altos de estas dos hormonas del estrés que las muestras del grupo de personas con patrones de sueño saludables. Según los investigadores, los resultados de los insomnes apuntan a una hiperactivación crónica del sistema nervioso central, lo que no solo provoca insomnio, sino que incrementa el riesgo de ansiedad, depresión y trastornos fisiológicos (como la hipertensión) asociados al estrés crónico. Concluyeron que es necesario tratar los niveles de estrés para mejorar el sueño, la salud en general y el bienestar.

Otro estudio, en esta ocasión de la Universidad Laval de Sainte-Foy, en Quebec, tenía como objetivo investigar la relación entre estrés, capacidad de adaptación y patrones de sueño. Los investigadores reclutaron a sesenta y siete individuos: cuarenta padecían insomnio y veintisiete eran personas con patrones de sueño saludables. Durante un periodo de veintiún días, los participantes tuvieron que hacer recuento de aquellos acontecimientos susceptibles de provocarles estrés, el nivel de excitación anterior a irse a dormir y la calidad y cantidad de su sueño; los investigadores evaluaron asimismo el grado de depresión, ansiedad, acontecimientos estresantes con que debían enfrentarse y la capacidad de adaptación de los participantes en el estudio. Es interesante que aunque ambos grupos debían hacer frente a un número similar de acontecimientos estresantes, su percepción difería de modo significativo. Los insomnes percibían sus vidas de modo más estresante que las personas con patrones de sueño saludables, cosa que tenía su reflejo en una calidad menor en el sueño. Los investigadores concluyeron que la percepción de una falta de control sobre los acontecimientos estresantes predispone más a un individuo al insomnio que los hechos mismos, y sugerían que el tratamiento del insomnio debía incluir cierta formación para enfrentarse a los factores estresantes.

La capacidad de lidiar con los factores estresantes es el factor diferencial entre el insomnio y un buen descanso

Es evidente que la capacidad de lidiar con los factores estresantes es el factor diferencial entre el insomnio y un buen descanso. Desgraciadamente, el insomnio puede ser un factor estresante en sí mismo. Si duermes mal durante unas pocas noches, puedes empezar a preocuparte por no ser capaz de dormir, lo que prepara el terreno para el insomnio como patrón aprendido. Esforzarse demasiado para dormir provoca preocupación y estrés, y el proceso de ir a la cama se puede convertir en una experiencia angustiosa; incluso los rituales asociados a la hora de ir a dormir —ponerse el pijama, apagar las luces...— pueden provocar sentimientos de ansiedad. (Este fenómeno explica por qué algunas personas a quien se les hace imposible dormir bien en su propia cama pueden caer dormidos fácilmente en el sofá o cuando viajan y duermen en una cama distinta.)

Este tipo de insomnio, llamado *insomnio aprendido*, se puede remediar mejorando los hábitos relacionados con el sueño y aprendiendo técnicas específicas para reducir la ansiedad (ver el capítulo «Sencillas estrategias conductuales y cognitivas para dormir mejor», página 139). También se pueden tomar suplementos nutricionales o plantas medicinales para aliviar la ansiedad y proporcionar la calma necesaria para conciliar el sueño (ver los capítulos «Dieta y nutrición para un descanso reparador y una energía óptima», página 63, y «Suplementos especiales para problemas específicos relacionados con el sueño», página 125). En todos los casos de insomnio relacionado con el estrés, la práctica de técnicas de relajación como las que describimos en este libro (ver los capítulos «Ejercicio físico y técnicas de relajación para mejorar la vigilia y el sueño», página 151, y «Técnicas sensoriales y de meditación para dormir y levantarse», página 163) pueden contribuir a despejar la mente y conseguir el estado ideal para un buen descanso nocturno.

Más allá del estrés: ansiedad y depresión

Todo el mundo ha experimentado algún episodio de ansiedad temporal como reacción a una situación estresante. Cuando termina la situación que provoca este estado de ansiedad transitoria, también concluye la respuesta lucha-huida. El sistema nervioso autónomo se calma y todos los sistemas del cuerpo regresan a un funcionamiento relajado. Este estado de descanso es fundamental para la salud física y emocional. Para muchas personas, sin embargo, la ansiedad cobra vida propia y se convierte en un factor constante de inquietud que interfiere en la vida cotidiana. A pesar de que el cuerpo puede gestionar fácilmente factores estresantes de corta duración y claramente definidos, los problemas aparecen con los factores estresantes de larga duración, como los problemas relacionados con la pareja, el trabajo, la familia o el dinero, que crean un estado crónico de ansiedad. La ansiedad crónica o aguda provoca un desgaste en el cuerpo y la mente y tiene efectos significativamente adversos para la salud.

Síntomas habituales de la ansiedad son el insomnio, las palpitaciones, sensación de opresión en el pecho, dificultades respiratorias, dolores en el pecho y de cabeza, espasmos musculares, dolor de espalda, mareos, trastornos digestivos, miedo y la inquietante sensación de que algo malo tiene que ocurrir. La ansiedad tiene varios niveles de gravedad, desde un ligero nerviosismo a agudos ataques de pánico y fobias. Sea cual sea tu nivel de ansiedad, es siempre una señal de que te encuentras en dificultades y tienes que prestar atención a tu bienestar físico y emocional.

Los tratamientos no medicinales, como la relajación, la meditación y el yoga, son a menudo eficaces para combatir y moderar la ansiedad

Muchos médicos prescriben tranquilizantes para la ansiedad y el insomnio que aparece con ella. Aunque estas medicinas son eficaces, también son extremadamente adictivas y normalmente requieren dosis cada vez más altas para provocar un efecto relajante. Los tranquilizantes farmacológicos también tienen serios efectos secundarios, como la confusión mental y el atolondramiento, y pueden provocar un efecto rebote (es decir, un incremento de la ansiedad si el tratamiento es discontinuo). Los tratamientos no medicinales, como la relajación, la meditación y el yoga son a menudo eficaces para combatir y moderar la ansiedad. No tienen efectos secundarios negativos y proporcionan herramientas para lidiar con el estrés. La ansiedad a menudo viene causada por la sensación de falta de control, y aprender a lidiar el estrés de este modo es una herramienta muy útil.

Si padeces una manifestación más intensa de la ansiedad, como la fobia (cuando un objeto o actividad concretos te provoca un miedo extremo) o ataques de pánico (los ataques agudos y espontáneos de ansiedad pueden ocurrir de modo impredecible junto con sensaciones pesimistas y el miedo a morir o a volverse loco), busca ayuda profesional.

Algunos problemas de salud, como la hipoglucemia, las enfermedades de la tiroides y los desequilibrios hormonales asociados al síndrome premenstrual y la menopausia pueden provocar ansiedad. Si tu ansiedad es aguda o crónica, o si no te sientes mejor después de poner en práctica las sugerencias contenidas en este libro, consulta a tu médico.

La depresión se asocia frecuentemente a los problemas persistentes a la hora de conciliar el sueño, las dificultades para dormir seguido o a despertarse demasiado pronto. Los trastornos del sueño, sin embargo, no son las únicas señales de la depresión, que normalmente viene acompañada de otros síntomas, como la pérdida de interés por actividades que antes disfrutábamos, cambios en el apetito (comer más o menos de lo habitual), irritabilidad y tristeza. Si padeces trastornos en tu estado de ánimo durante más de dos semanas, es importante que consultes a tu médico o psicoterapeuta. El tratamiento de la depresión o la ansiedad es fundamental para aliviar el insomnio asociado a los trastornos afectivos.

Irónicamente, muchas de las medicinas utilizadas para tratar la depresión y la ansiedad pueden trastocar los patrones de sueño. La mayoría de los nuevos antidepresivos, como la fluoxetina (Prozac), la sertralina (Besitran), la paroxetina (Seroxat) y otros inhibidores selectivos de la recaptación de serotonina pueden provocar significativos efectos estimulantes en algunas personas. A pesar de que estos medicamentos se prescriben para el insomnio (ver el capítulo «Medicamentos para dormir. ¿Por qué deberías evitarlos?», página 177), pueden provocar trastornos en el sueño. La hierba de San Juan, una planta medicinal alternativa a los antidepresivos farmacológicos, no provoca sobreestimulación y, de hecho, puede ser útil en el tratamiento del insomnio relacionado con la depresión y la ansiedad (ver el capítulo «Una planta medicinal para los problemas de sueño asociados con los trastornos afectivos», página 111).

Otros trastornos y problemas relacionados con el sueño

Existe una gran variedad de problemas físicos y psicológicos —algunos poco habituales y otros tan ordinarios que los damos por descontados— que pueden contribuir a que tengamos problemas con el sueño. En los hombres, por ejemplo, el agrandamiento de la próstata puede alterar el sueño por la necesidad de orinar frecuentemente durante la noche. En las mujeres, los cambios hormonales y los sofocos relacionados con la menopausia son una causa habitual de insomnio. Entre los muchos problemas médicos que pueden provocar importantes alteraciones del sueño se encuentran las apneas del sueño, el síndrome de las piernas inquietas, el reflujo gastroesofágico, los dolores crónicos y los trastornos psiquiátricos como la ansiedad y la depresión.

El insomnio provocado por otros trastornos subyacentes se conoce como *insomnio secundario*. Unas pocas noches de falta de sueño no son motivo de preocupación, pero si hace unas cuantas semanas que tienes problemas para dormir, es mejor que vayas al médico. Es importante que identifiques con un especialista si existe algún otro problema de salud que provoque esa falta de sueño. En caso de que exista una enfermedad física o psíquica seria, el tratamiento del trastorno primario es fundamental para resolver el insomnio secundario.

En este capítulo hablaremos de varios trastornos del sueño y otras cuestiones médicas o de salud que se suelen asociar con los trastornos del sueño y el insomnio. A pesar de que el insomnio secundario no se cura simplemente con los tratamientos naturales descritos en este libro, la información que contiene puede ser de mucha ayuda si se utiliza como complemento.

TRASTORNOS DEL SUEÑO MENOS CONOCIDOS

En los últimos años, los investigadores que trabajan con tecnología polisomnográfica y otras técnicas especializadas han hecho grandes avances en la identificación de los diferentes problemas que interfieren en un sueño normal. Gracias a ello, ahora podemos identificar y tratar rápidamente muchos trastornos del sueño, incluso algunos que antes nos resultaban extraños.

Apnea del sueño

Las personas que padecen apnea del sueño dejan de respirar brevemente, por periodos de hasta un minuto, cientos de veces cada noche, lo que se traduce en un sueño muy fragmentado y de baja calidad. Los Institutos Nacionales de Salud informan de que más de doce millones de estadounidenses sufren este trastorno preocupante y potencialmente grave. Se trata de una causa de alteración significativa del sueño que a menudo se pasa por alto porque las personas que la padecen no suelen ser conscientes de que tienen dificultades para respirar mientras duermen.[*]

Existen tres tipos de apnea del sueño: obstructiva, central y mixta. En la apnea del sueño obstructiva, que es la más frecuente, los tejidos de las vías respiratorias altas (como los músculos de la parte posterior de la garganta) se relajan excesivamente durante el sueño y obstruyen el paso del aire. En la apnea del sueño central, el paso del aire no queda bloqueado pero el cerebro no avisa adecuadamen-

---

[*] En España, el síndrome de la apnea obstructiva del sueño es una enfermedad que afecta al 4-6 % de hombres y al 2-4 % de las mujeres de la población general adulta de edad media, porcentaje que aumenta con la edad. De todos ellos, entre 1,2 y 2,15 millones padecen una apnea relevante, que requiere tratamiento, aunque solo un total del 5 al 9 % han sido diagnosticados y tratados. *Fuente*: Página web del doctor Enrique Fernández Julián, del Hospital Clínico Universitario de Valencia (www.roncar.es).

te a los músculos para que respiren, de modo que los músculos del diafragma y el pecho dejan de funcionar regularmente; este tipo de apnea se da en personas con algún tipo de enfermedad neurológica grave u otras afecciones. La apnea mixta, una combinación de las otras dos, se trata del mismo modo que la apnea obstructiva.

La apnea del sueño obstructiva es más frecuente en los hombres, personas con sobrepeso, personas que roncan, ancianos y niños con amígdalas o adenoides agrandadas. Se caracteriza por un patrón de respiración anormal: ronquidos sonoros, pausas en la respiración, y resoplidos y jadeos cuando la persona intenta recuperar la respiración normal. Durante estas pausas, el oxígeno en sangre cae a niveles peligrosos, provocando el jadeo para corregir el déficit.

Si no se trata, la apnea puede provocar presión alta, insuficiencia cardíaca y enfermedades pulmonares

Aunque las personas con apnea, del tipo que sea, a menudo no son conscientes de que se despiertan frecuentemente durante la noche, pueden ser muy conscientes de su somnolencia durante el día y a menudo experimentan síntomas como dolores de cabeza y dificultades de concentración. Si no se trata, la apnea puede provocar presión alta, insuficiencia cardíaca y enfermedades pulmonares. Si sospechas que puedes padecer apnea del sueño, piensa en acudir a un especialista en trastornos del sueño para obtener un diagnóstico, lo que puede significar pasar una noche en observación hospitalaria.

Un exceso de grasa en el cuello comprime las vías respiratorias y un volumen excesivo en la zona abdominal interfiere en la respiración, de modo que las personas con sobrepeso que padecen apnea del sueño obstructiva pueden aliviar este trastorno con una dieta adelgazante. Si el problema anatómico (por ejemplo, un paladar blando demasiado carnoso o una inflamación de amígdalas) provoca la obstrucción del paso de aire a los pulmones, puede ser recomendable recurrir a la cirugía, pero estas operaciones raramente alcanzan el cien por cien de efectividad. En el tratamiento de la apnea del sueño se utilizan en ocasiones aparatos dentales hechos especialmente para mantener las vías respiratorias abiertas.

Uno de los tratamientos más exitosos de este trastorno recibe el nombre de *presión positiva continua de las vías respiratorias* (CPAP por sus siglas en inglés), que implica la utilización de un aparato que ayuda a respirar bien durante la noche. A la hora de dormir, el paciente se coloca una máscara que mantiene abiertas las vías respiratorias. Existen varios tipos de máscaras CPAP; algunas incluso perciben las necesidades de aire del paciente, según el ritmo de inhalaciones y exhalaciones, y pueden modular el nivel de aire que se proporciona. El principal inconveniente de la CPAP es la disciplina de los pacientes —o mejor dicho, la falta de disciplina— ya que muchas personas encuentran incómodas las máscaras (al menos al principio), pero aquellos que siguen utilizándolas suelen dormir mejor y disfrutar de más energía durante el día.

Si padeces algún tipo de apnea del sueño, es mejor que no bebas alcohol, especialmente por la noche, ya que el alcohol debilita el reflejo respiratorio y empeora la enfermedad. Muchos medicamentos habituales, como los tranquilizantes, algunos bloqueadores beta y pastillas para dormir también afectan al reflejo respiratorio, de modo que debes consultar al médico qué medicamentos puedes tomar y sus posibles alternativas. Y, por supuesto, si fumas, debes dejarlo; fumar debilita la capacidad pulmonar.

Síndrome de las piernas inquietas

El síndrome de las piernas inquietas (SPI) se caracteriza por unas sensaciones incómodas, a menudo dolorosas, en las piernas, como un hormigueo o quemazón. Estas sensaciones empeoran generalmente mientras se permanece sentado, tumbado o en situación de descanso, mientras que se produce un alivio momentáneo cuando el paciente se mueve. Son frecuentes también las sacudidas y los tirones involuntarios, especialmente mientras se duerme. Aunque estas contracciones musculares suelen durar solamente un segundo, se producen aproximadamente cada medio minuto durante un periodo de una hora o más, varias veces en una misma noche. La persona que lo padece no suele ser consciente de las sacudidas, pero la calidad del sueño se ve afectada.

Más del 15 % de los adultos padecen SPI. Lo sufren más mujeres que hombres, y la incidencia se incrementa con la edad. Parece que la genética desempeña un papel en este síndrome, ya que cerca de la mitad de las personas con SPI cuentan con familiares que han padecido o padecen el trastorno. Casi un 25 % de las mujeres embarazadas padecen SPI durante la gestación. Algunas enfermedades, como la artritis, las venas varicosas y la diabetes están asociadas con una incidencia más elevada del trastorno.

Las contracciones musculares del SPI suelen durar solo un segundo, pero se producen cada medio minuto durante una hora, varias veces en una noche

Aunque la causa del SPI es desconocida, los investigadores sospechan que está relacionado con la existencia de problemas neurológicos: por ejemplo, un deterioro nervioso de la médula espinal o un desequilibrio en los neurotransmisores del cerebro (los mensajeros químicos), especialmente la dopamina y la serotonina. Algunos factores relacionados con el estilo de vida, como fumar, tomar cafeína, beber en exceso, la fatiga y el estrés emocional contribuyen también a la existencia de SPI. Una falta de hierro puede ser desencadenante. Medicamentos como los antidepresivos, los antihistamínicos, bloqueadores beta y diuréticos también pueden provocar SPI.

Aunque no existe una cura oficial para este trastorno, algunos pequeños cambios en el estilo de vida pueden contribuir a atenuarlo. Puede ser útil tomar suplementos de hierro u otros nutrientes (ver el capítulo «Dieta y nutrición para un descanso reparador y una energía óptima», página 63). Practicar ejercicio moderado regularmente es una de las mejores cosas que puedes hacer para mitigar este síndrome (ver el capítulo «Ejercicio físico y técnicas de relajación para mejorar la vigilia y el sueño», página 151). Ejercicios suaves de estiramiento como el yoga son excelentes para calmar el sistema nervioso y se pueden realizar en cualquier momento del día; pero si tienes SPI o calambres durante la noche (ver «Calambres nocturnos», a continuación), es mejor que realices los estiramientos antes de ir a la cama. Algunas personas que padecen SPI encuentran útil darse un baño caliente antes de ir a dormir (si añades dos tazas de sales de Epsom y unas gotas de aceites esenciales calmantes potenciarás los efectos relajantes: ver «Aromaterapia», página 169). Otras personas encuentran alivio aplicándose compresas frías en las piernas antes de acostarse o durante un episodio de piernas inquietas. Un masaje de piernas y pies antes de meterse en la cama puede ser muy útil para calmar el SPI y conseguir un buen descanso nocturno.

Calambres nocturnos

Los calambres nocturnos son espasmos musculares dolorosos en la pantorrilla (y a veces en el muslo o el pie) que suceden una o más veces durante la noche y duran entre unos segundos y unos minutos. Pueden afectar a todo el mundo, pero son especialmente frecuentes en adolescentes, mujeres embarazadas y personas mayores.

Las causas más habituales de calambres nocturnos son la deshidratación y el desequilibrio de electrolitos (oligoelementos disueltos en la sangre y los tejidos corporales). Los electrolitos de sodio, potasio, calcio y magnesio son fundamentales para el funcionamiento correcto de los nervios y los músculos. Los diuréticos, la diarrea y una transpiración excesiva pueden alterar el equilibrio de estos minerales. Es fundamental que te asegures de que tu cuerpo está bien hidratado para evitar los calambres en general y los calambres nocturnos en particular. Si padeces calambres musculares frecuentes es posible que tu dieta no incluya suficiente potasio. Comer más alimentos ricos en potasio puede resolver el problema. También puedes tomar suplementos de magnesio, que tienen un gran efecto relajante sobre el sistema nervioso y muscular. (Ver el capítulo «Dieta y nutrición para un descanso reparador y una energía óptima», página 63, para obtener más información nutricional.)

Algunas personas encuentran útil dormir con los pies un poco elevados encima de una almohada. Otros consejos, si padeces calambres, son evitar dormir bajo mantas pesadas y estirar las puntas de los pies cuando estés en la cama, ya que hacerlo provoca contracciones en los músculos de la pantorrilla. Si tu pantorrilla empieza a tensarse, estira inmediatamente la pierna y flexiona el pie en dirección a la cabeza, luego incorpórate y masajea el músculo de la pantorrilla con fuerza. Unos suaves ejercicios de estiramiento antes de ir a dormir también contribuyen a evitar los calambres nocturnos (ver el capítulo «Ejercicio físico y técnicas de relajación para mejorar la vigilia y el sueño», página 151).

Pesadillas y terrores nocturnos

Las pesadillas suelen afectar a los niños entre los tres y los ocho años y se consideran en la mayoría de casos una parte normal del desarrollo. Estos sueños aterradores, que a menudo se recuerdan vivamente, son menos frecuentes en la edad adulta, pero después de algún acontecimiento traumático, como un accidente o la muerte de un ser querido, son habituales las pesadillas relacionadas con ello. Los factores estresantes de la vida diaria, como los problemas de pareja o las estrecheces económicas, también pueden producir pesadillas; las enfermedades físicas, la fiebre o ciertos medicamentos son otros factores desencadenantes.

Si tomas algún medicamento y sufres pesadillas, consulta a tu médico para determinar si puede estar afectando tu sueño. Si no, tal vez tu subconsciente te esté intentando mandar un mensaje. Para recordar y descifrar los sueños es útil mantener un diario (ver página 149). Existen muchos libros sobre los sueños que contienen información detallada y métodos para comprenderlos. Si tienes pesadillas frecuentes o especialmente molestas, intenta trabajar con un terapeuta para dilucidar y paliar los factores estresantes que se encuentran en la base de tu malestar inconsciente.

Aunque las pesadillas y los terrores nocturnos se confunden habitualmente, ambos son muy diferentes. Las pesadillas suelen aparecer cuando llevamos unas horas durmiendo, durante la fase REM de parálisis general del cuerpo y actividad onírica, mientras que los terrores nocturnos aparecen durante la cuarta fase no-REM, que se produce como pronto durante la primera hora de sueño. Los terrores nocturnos se manifiestan en forma de gritos, lloros o gemidos, incorporaciones súbitas, sacudidas, palpitaciones y respiración agitada y sudoración. Los episodios de terrores nocturnos se parecen a una reacción de ansiedad intensa y generalmente duran unos minutos (pueden alcanzar los veinte). Aunque los ojos de la persona que los sufre estén abiertos, de hecho está dormida y puede que al día siguiente no recuerde el incidente. La mejor manera de tratar a una persona sumida en un terror nocturno es intentar que recupere el sueño normal.

Los factores que contribuyen a los terrores nocturnos son el cansancio extremo, haber comido en abundancia justo antes de ir a dormir y la ingestión de ciertos medicamentos. Si experimentas terrores nocturnos, pregunta a tu médico por los posibles efectos secundarios de las medicinas que tomas.

Se suelen recetar antidepresivos para tratar los terrores nocturnos; una alternativa natural al tratamiento farmacológico es la hierba de San Juan (ver el capítulo «Una planta medicinal para los problemas de sueño asociados con los trastornos afectivos», página 111). La práctica regular de técnicas de relajación (ver los capítulos «Ejercicio físico y técnicas de relajación para mejorar la vigilia y el sueño», página 151, y «Técnicas sensoriales y de meditación para dormir y levantarse», página 163) puede contribuir a un buen descanso. Plantas medicinales levemente sedantes como la manzanilla (ver el capítulo «Plantas medicinales suaves para el estrés y el insomnio», página 89) y aceites perfumados relajantes como el de lavanda (ver el capítulo «Técnicas sensoriales y de meditación para dormir y levantarse», página 163) también pueden ayudarte a encontrar el tono adecuado para dormir sin pesadillas y terrores nocturnos.

El trastorno afectivo estacional

Muchas personas asocian los sentimientos tristes con el mal tiempo. Pero el trastorno afectivo estacional, conocido como TAE, es una forma concreta de depresión relacionada con la disminución de luz solar que se produce a finales de otoño y durante el invierno. Los síntomas del TAE son la fatiga, un exceso de sueño, comer demasiado (especialmente dulces y alimentos ricos en almidón), aumento de peso, poca energía, irritabilidad, dificultad de concentración y una pérdida de interés en actividades que antes nos resultaban placenteras.

Los investigadores creen que el TAE es una respuesta natural del cuerpo a los cambios de luz relacionados con las estaciones; a mayor oscuridad, mayor secreción de melatonina, cosa que desencadena el deseo de dormir y afecta a los ritmos circadianos por su influencia en el reloj biológico interno (ver «La anatomía del sueño», página 11). Las personas susceptibles de padecer el TAE experimentan los mismos síntomas en la misma época, cada año, que desaparecen en primavera y verano. Muchos animales desaceleran su actividad o hibernan durante el invierno, pero la hibernación no suele ser una opción para los humanos.

Uno de los tratamientos más eficaces para el TAE es la fototerapia o terapia por medio de la luz, que utiliza luces para suprimir la secreción de melatonina, lo que ayuda a reducir el deseo de dormir en exceso y rebaja los síntomas de depresión. Si padeces un caso ligero de TAE, puedes paliar los síntomas sencillamente haciendo el esfuerzo de pasar por lo menos treinta minutos diarios a la luz del sol. Para casos más graves (o si vives en un clima especialmente gris) es probable que necesites utilizar una «caja de luz» hecha especialmente. Deberás sentarte frente a ella una media hora al día para que tus retinas estén expuestas el suficiente tiempo a una luz de espectro completo. Frecuentemente, se prescriben antidepresivos para tratar el TAE; la hierba de San Juan (ver página 111) es una alternativa natural sin los efectos secundarios de los antidepresivos farmacológicos.

Narcolepsia

La narcolepsia es un trastorno poco común que afecta los mecanismos de regulación del sueño, tanto la fase del sueño como de la vigilia. Su característica principal es, sin embargo, la intrusión de uno o más aspectos de la fase REM durante la vigilia. El primer síntoma de la narcolepsia es una somnolencia excesiva durante el día, con ataques de sueño involuntarios que duran entre treinta segundos y treinta minutos o más. Estos ataques (que en los estudios polisomnográficos aparecen como episodios de fase REM) no están relacionados con la cantidad de horas que dormimos durante la noche. Ocurren durante el día y sin tener en cuenta el tipo de actividad que la persona que la padece esté realizando: ya sea trabajando, comiendo, hablando o conduciendo.

Otros síntomas comunes de la narcolepsia son la cataplexia (una repentina y transitoria debilidad muscular o parálisis debida a una emoción fuerte como la risa, la rabia o el miedo), parálisis durante el sueño (una parálisis temporal a la hora de conciliar el sueño o al despertar) y alucinaciones hipnagógicas (vívidas imágenes mentales al arranque del sueño). Las combinaciones y gravedad de los síntomas de la narcolepsia difieren mucho entre individuos. Lo más habitual es que los síntomas aparezcan durante la adolescencia, pero las personas con narcolepsia a menudo no son diagnosticadas, o no lo son apropiadamente, durante años.

Aunque parece que la genética y/o la autoinmunidad desempeñan un papel importante en este trastorno neurológico, la causa concreta de la narcolepsia no se conoce, ni existe cura. Se utilizan estimulantes para contrarrestar la somnolencia durante el día y antidepresivos para paliar la cataplexia y la fase REM; es probable que necesites estas medicinas si padeces narcolepsia, pero si sigues algunas de las sugerencias de este libro podrás reducir la necesidad de medicación y mejorarás tu salud y bienestar general. La narcolepsia también se puede someter a control siguiendo terapias conductuales, como adoptar un horario para ir a dormir y echar una siesta a determinadas horas fijas del día.

Hay gran variedad de trastornos y dolencias, comunes y raras, entre cuyos síntomas o efectos se incluye la alteración del sueño. Algunos, como el agrandamiento de la próstata o el reflujo ácido, son relativamente sencillos de identificar y tratar. Otros son más complicados y es probable que el diagnóstico y el tratamiento requiera hacer pruebas de ensayo-error. El síndrome de fatiga crónica y la fibromialgia, por ejemplo, comparten muchas características y pueden ser difíciles de discernir; a menudo se diagnostican mal, se entienden mal y se tratan mal.

Síndrome de fatiga crónica

La característica principal del síndrome de fatiga crónica (también conocido como *síndrome de fatiga crónica y disfunción inmune*) es un cansancio absoluto —que no se palía con un buen descanso nocturno— que interfiere en las actividades de la vida cotidiana.

Esta enfermedad debilitante es significativamente distinta de la fatiga ordinaria que todos experimentamos después de una actividad física poco habitual o de un largo día de trabajo.

A causa de los dolores musculares y en las articulaciones, el dolor de garganta y de cabeza, y los ganglios linfáticos inflamados que le son característicos, el síndrome de fatiga crónica (SFC) se suele confundir y se diagnostica como una gripe aguda; pero a diferencia de la gripe, estos síntomas persisten a lo largo de seis meses o incluso más.

El SFC presenta otros síntomas adicionales, como el síndrome de colon irritable, las alergias, las palpitaciones, los mareos, la falta de aire, los hormigueos y la sensación de quemazón en las extremidades, los trastornos visuales, los pitidos en los oídos y los problemas menstruales.

A menudo viene acompañado también de trastornos cognitivos y emocionales, como depresión, ansiedad, dificultades de concentración y problemas de memoria.

Mucha gente percibe los síntomas del síndrome después de un episodio de resfriado agudo o de gripe, mononucleosis, bronquitis o hepatitis. Una época prolongada de estrés intenso también puede provocar el inicio de los síntomas. Para la mayoría de personas que padecen el síndrome, los síntomas surgen de forma abrupta al principio de la enfermedad, y posteriormente tienden a aparecer y desaparecer transitoriamente. Muchas personas que padecen esta enfermedad no suelen estar diagnosticadas porque los síntomas y la gravedad difieren mucho entre individuos y porque ningún examen puede identificarlo con toda contundencia.

Los centros para el Control y Prevención de Enfermedades de Estados Unidos estiman que medio millón de estadounidenses padecen el síndrome de fatiga crónica* y han establecido los siguientes criterios para determinar un buen diagnóstico: fatiga inexplicable no provocada por un ejercicio continuado y que no se mitiga con el descanso, lo que provoca una reducción significativa de los niveles anteriores de actividad en el paciente. Además, la fatiga debe estar acompañada por cuatro o más de los siguientes síntomas durante seis meses o más: disminución de la memoria y la concentración, dolor de garganta, ganglios inflamados, dolores musculares y en las articulaciones, dolor de cabeza, sueño poco reparador y agotamiento por lo menos durante veinticuatro horas después de la realización de alguna actividad. (Ver «Fibromialgia», más adelante.)

Si sospechas que padeces SFC es importante que encuentres un buen médico que pueda descartar otras enfermedades, como un mal funcionamiento de la tiroides o diabetes (que comparten algunos de los síntomas del síndrome), y que te ayude en tu recuperación. Para la mayoría de las personas, el tratamiento eficaz del SFC implica un enfoque global para recuperar la salud y la energía y

* En España, se estima que la fatiga crónica la padecen entre un 0,3 y un 0,5 % de la población; afecta, por tanto, a entre ciento veinte mil y doscientas mil personas. *Fuente*: Página web de la Fundación para la Fibromialgia y el Síndrome de Fatiga Crónica (http://www.fundacionfatiga.org/).

gestionar los síntomas. En general es necesario aplicar modificaciones en el comportamiento diario, tomar suplementos nutricionales y naturales específicos, y realizar terapias de apoyo para paliar los síntomas y aumentar el tono vital. En este libro encontrarás muchas sugerencias (ver los capítulos «Dieta y nutrición para un descanso reparador y una energía óptima», página 63, «Una planta medicinal para los problemas de sueño asociados con los trastornos afectivos», página 111, y «Técnicas sensoriales y de meditación para dormir y levantarse», página 163), que te ayudarán a crear tu propio programa de curación. Tomar melatonina o 5-HTP, por ejemplo, es especialmente útil para recuperar unos patrones de sueño saludables y aumentar los niveles de serotonina (ver el capítulo «Suplementos especiales para problemas específicos relacionados con el sueño», página 125).

Fibromialgia

La fibromialgia es la segunda forma más conocida de la artritis después de la osteoartritis, y se estima que afecta a entre un 2 y un 4 % de estadounidenses.[*] El trastorno fue definido oficialmente en 1990 por el Colegio Americano de Reumatólogos como la presencia de un dolor crónico extendido durante tres meses como mínimo y que presenta sensibilidad en por lo menos once de dieciocho puntos específicos de los músculos de los brazos, piernas, espalda y pecho cuando se les aplica una presión moderada. Aunque la fibromialgia no provoca dolores en las articulaciones ni deformidades, como la osteoartritis, suele dificultar seriamente un funcionamiento normal.

Además de este dolor crónico y los puntos sensibles, otros síntomas habituales incluyen una fatiga que interfiere de forma signi-

---

[*] En España, se estima que entre un 3 y un 4 % de la población padece fibromialgia, lo que supone entre un millón doscientas mil y un millón seiscientas mil personas. *Fuente*: Página web de la Fundación para la Fibromialgia y el Síndrome de Fatiga Crónica (http://www.fundacionfatiga.org/).

ficativa en las actividades cotidianas, ansiedad o depresión, trastornos digestivos, dolores de cabeza crónicos, sensación de hormigueo en las extremidades y dificultades de concentración. La mayoría de personas que padecen fibromialgia también tienen problemas para dormir: dificultades para conciliar el sueño, se despiertan durante la noche o a horas demasiado tempranas y no se sienten descansados después de haber dormido, aunque lo hayan hecho un número suficiente de horas. Se convierte en un círculo vicioso. La alteración del sueño aumenta los síntomas de la fibromialgia y la fibromialgia altera el sueño.

La alteración del sueño aumenta los síntomas de la fibromialgia y la fibromialgia altera el sueño

Es interesante constatar que los estudios polisomnográficos han demostrado que las personas que padecen fibromialgia no pasan suficiente tiempo en la fase delta, el estadio de sueño profundo en que el cuerpo desarrolla importantes actividades de restauración (ver «Sueño profundo no-REM», página 14). Una cantidad reducida de sueño delta tiene como consecuencia una producción reducida de hormonas de la glándula pituitaria, especialmente la hormona del crecimiento, que estimula la reparación de tejidos, y melatonina, que regula el ciclo sueño/vigilia del cuerpo (ver «Cómo funciona la melatonina», página 127). Un sueño profundo insuficiente también provoca fatiga, aturdimiento al despertar, disminución de la concentración e irritabilidad.

Los síntomas de la fibromialgia se pueden prolongar durante semanas o meses, mejoran o incluso desaparecen misteriosamente durante un tiempo y luego reaparecen. Un buen diagnóstico depende de que el médico disponga de un detallado historial clínico para que pueda descartar otras enfermedades (como una función tiroidea deficiente). Muchas veces, los síntomas aparecen después de un incidente traumático, como un accidente de coche o una lesión deportiva, o tras una infección vírica grave como la gripe, pero nadie sabe a ciencia cierta qué causa la fibromialgia. Se cree que unas deficiencias nutricionales de larga duración, alergias a determinados alimentos, la exposición a productos químicos tóxicos y el estrés emocional desempeñan un papel en el desarrollo de la enfermedad. Sea cual sea el factor desencadenante, muchos investigadores creen que la fibromialgia es finalmente el resultado de un desequilibrio en la serotonina o de otras sustancias químicas cerebrales relacionadas con el estado de ánimo y el sueño.

Un factor especial a tener en cuenta con las personas que padecen fibromialgia —y probablemente con las personas que padecen síndrome de fatiga crónica— es el desarrollo de inflamaciones crónicas durante el proceso de la enfermedad. Los mensajeros químicos llamados citoquinas desempeñan un papel fundamental en la regulación del sistema inmunitario y son responsables de la respuesta en forma de inflamación que normalmente ayuda al cuerpo a luchar contra una infección. Sin embargo, se sabe que una actividad excesiva de las citoquinas provoca dolores en las articulaciones en la artritis reumatoide y los investigadores empiezan a entender qué otros tipos de estragos pueden provocar las citoquinas además de inflamaciones: fiebre, fatiga y dolores, todos ellos síntomas propios de la fatiga crónica y la fibromialgia. Un estudio publicado en julio de 2001 en la revista *Rheumatology* demostró que pacientes con fibromialgia presentaban una alteración en la producción de citoquinas, y que esa secreción aumenta con la duración de la enfermedad.

El tratamiento convencional de la fibromialgia suele implicar el consumo de antidepresivos, tranquilizantes y sedantes para el sueño, junto con antiinflamatorios y relajantes musculares. Entre las alternativas naturales que podemos encontrar hay antidepresivos como la hierba de San Juan (ver el capítulo «Una planta medicinal para los problemas de sueño asociados con los trastornos afectivos», página 111) y varias plantas medicinales sedantes (ver los capítulos «Plantas medicinales suaves para el estrés y el insomnio», página 89, y «Plantas medicinales más fuertes para el estrés y el insomnio», página 101). Los suplementos de melatonina pueden mejorar la calidad del sueño y los del aminoácido 5-HTP estimulan el aumento de los niveles de serotonina, que contribuye a aliviar los dolores (ver el capítulo «Suplementos especiales para problemas específicos relacionados con el sueño», página 125). Como en el caso de la fatiga crónica, la curación y el alivio de los síntomas de la fibromialgia implica una serie de cambios en las conductas cotidianas y el estilo de vida, la ingestión de suplementos nutricionales y fitoterápicos, y terapias de apoyo (ver los capítulos «Sencillas estrategias conductuales y cognitivas para dormir mejor», página 139 , y «Técnicas sensoriales y de meditación para dormir y levantarse», página 163). Las modificaciones de nuestros hábitos son una de las maneras más eficaces para contener las citoquinas inflamatorias (ver el capítulo «Dieta y nutrición para un descanso reparador y una energía óptima», página 63).

Reflujo gastroesofágico

El reflujo gastroesofágico, conocido por la mayoría como ardor de estómago, es uno de los causantes más habituales de que nos despertemos en medio de la noche. Esta enfermedad hace que el contenido del estómago regrese al esófago (el conducto que va de la boca al estómago) e irrite su revestimiento sensible. El reflujo suele producir una sensación de quemazón en el pecho y la garganta, y provoca toses y asfixia, pero no todo el mundo que padece reflujo gastroesofágico presenta síntomas claros; algunas personas solo son conscientes de notar un regusto ácido o amargo en la boca cuando se levantan por la mañana. *Advertencia:* Los dolores o la opresión en el pecho son otro síntoma común del reflujo gastroesofágico y pueden confundirse con un infarto de miocardio. Si experimentas estos síntomas es fundamental que vayas a ver a tu médico para descartar problemas cardíacos.

El reflujo suele estar causado por un debilitamiento del esfínter esofágico en la parte baja del esófago. Normalmente, la comida baja por el esófago, el esfínter se relaja, permitiendo la entrada de los alimentos al estómago, y luego se cierra, manteniendo la comida y los ácidos gástricos a buen recaudo. Pero si el esfínter pierde su capacidad para mantenerse bien cerrado, los ácidos del estómago se vierten al esófago. En casos agudos de reflujo, se pueden producir heridas en el esófago por la continua presencia de estos ácidos corrosivos.

Es más fácil que el contenido del estómago retroceda cuando estamos estirados, y por este motivo el reflujo es más problemático durante la noche que durante el día. El reflujo nocturno altera el sueño de modo significativo incluso cuando la persona que lo padece no se despierta del todo. Muchas personas que han experimentado reflujo nocturno encuentran útil elevar la parte superior de la cama (con ladrillos, por ejemplo) unos quince centímetros; también se puede utilizar una almohada en forma de cuña para mantener elevada la parte superior del cuerpo. Para evitar el ardor de estómago, no te estires después de comer y asegúrate de no comer en las tres horas previas a acostarte. También deberías evitar cualquier cosa que te oprima el abdomen tras una comida, ya que la presión resultante puede forzar el retorno de los contenidos del estómago al esófago; es decir, procura no inclinarte, no llevar ropa demasiado apretada en la zona de la cintura y no cargar con objetos pesados.

Comer copiosamente y rápidamente, y beber en exceso con las comidas son factores decisivos del reflujo gastroesofágico, al igual que algunos alimentos y medicinas (ver el capítulo «Dieta y nutrición para un descanso reparador y una energía óptima», página 63). Si padeces ardor de estómago con frecuencia, puedes mantener un diario que relacione tipos de comida con los síntomas para identificar qué alimentos te provocan el problema. En general es mejor evitar tomar antiácidos sin receta médica. Algunos contienen grandes cantidades de sodio, cosa que está contraindicada para las personas con la presión arterial alta o con enfermedades cardiovasculares. Los antiácidos de calcio frecuentemente provocan un efecto rebote en la producción de ácido, empeorando el problema del reflujo. Como sustitutos puedes probar antiácidos a base de hierbas medicinales, que no tienen efectos secundarios negativos (ver «Plantas medicinales para dormir mejor», página 78).

Como hemos visto en el capítulo «El insomnio y sus principales causas», las glándulas suprarrenales desempeñan un papel fundamental en la reacción del cuerpo a los factores estresantes físicos y emocionales. Cuando perciben una situación estresante, segregan hormonas, como adrenalina y corticosteroides, que aceleran el pulso y la respiración, aumentan la presión sanguínea y espolean la secreción de glucosa al torrente sanguíneo para generar energía rápidamente. Esta respuesta contundente ha permitido la supervivencia de nuestra especie, ya que proporciona la capacidad tanto de luchar como de escapar de una situación peligrosa. Pero el estrés constante de la vida moderna hace que las glándulas suprarrenales puedan sufrir una saturación si las hacemos trabajar como si nos enfrentáramos continuamente a situaciones de riesgo extremo.

Estas glándulas tienen un papel también muy importante para las mujeres que entran en la menopausia. Cuando los ovarios frenan y finalmente cesan la producción de hormonas, las glándulas suprarrenales ocupan normalmente esta función; aunque la cantidad de estrógeno que producen es menor en comparación con la que producían los ovarios, deberían ser capaces de producir bastantes como para suavizar el paso por la menopausia.

Hiperplasia prostática benigna

La hiperplasia prostática benigna (HPB) es el término médico para denominar el agrandamiento no cancerígeno de la glándula prostática, un problema común entre los hombres, que afecta a casi el 90 % al alcanzar los ochenta años. Uno de los síntomas más característicos es la necesidad de levantarse a orinar durante la noche, hasta cinco o seis veces. Otros síntomas son la necesidad de orinar frecuentemente durante el día y la dificultad para iniciar o detener voluntariamente el flujo de orina. El trastorno suele desarrollarse lentamente durante un periodo de meses o años, y la necesidad de levantarse a orinar durante la noche va incrementando con el tiempo. Esta circunstancia altera el descanso, causando fatiga y privación de sueño.

Desgraciadamente, cuando se llega a la menopausia, las glándulas suprarrenales de muchas mujeres ya no son capaces de generar suficientes hormonas para mantener la salud y la vitalidad. Algunos síntomas habituales de la fatiga suprarrenal son la fatiga, la depresión, el insomnio, la hipoglucemia, la disminución de la capacidad de concentración y un bajón inmunitario.

Sin embargo, con suficiente cuidado es posible rejuvenecer el sistema suprarrenal. Cualquier cosa que puedas hacer para reducir el estrés en tu vida será de gran ayuda. El descanso y una cantidad de sueño suficiente son fundamentales, ¡aunque difíciles de conseguir fácilmente para alguien con insomnio! Para reforzar la salud de tus glándulas suprarrenales, el mayor cambio que puedes realizar es recuperar un equilibrio saludable entre potasio y sodio, comiendo como mínimo siete piezas de vegetales frescos y frutas diariamente y reduciendo el sodio. Los complejos de vitaminas B, la vitamina C, el magnesio y el cinc son especialmente importantes. El ginseng siberiano (*Eleutherococcus senticosus*) es una planta medicinal excelente para ayudarnos a reconstruir la salud suprarrenal. Evita la cafeína y los azúcares refinados, que proporcionan un *subidón* temporal de energía pero más adelante afectan a las glándulas suprarrenales. (Ver el capítulo «Dieta y nutrición para un descanso reparador y una energía óptima» para obtener más detalles sobre apoyos nutricionales en la menopausia.)

El tratamiento médico tradicional de la HPB pasa por la ingesta de medicamentos, la cirugía o ambas. Existe también un remedio fitoterápico comprobado que resulta casi siempre eficaz para aliviar los síntomas de la HPB: las bayas de palmito salvaje, un arbusto nativo de Florida (para más detalles, ver «Hiperplasia prostática benigna», página 81). *Advertencia:* Si sospechas que padeces agrandamiento de la próstata, consulta a tu médico, ya que el diagnóstico y el tratamiento de la HPB debe ser supervisado por un doctor.

El insomnio y los medicamentos

Casi todos estamos familiarizados con las etiquetas que nos advierten de que una medicina puede provocar somnolencia diurna, pero es menos frecuente que se reconozca que muchos medicamentos habituales también pueden alterar el sueño en grado considerable. Algunos retrasan la aparición del sueño, otros provocan que nos despertemos durante la noche y otros más nos hacen levantar más pronto de lo habitual. Muchas medicinas, como las que se utilizan para tratar el asma y las alergias, contienen estimulantes que alteran el sueño. Los medicamentos para la tensión alta y las enfermedades del corazón (como los bloqueadores beta) provocan insomnio por la noche y somnolencia durante el día.

Por su parte, los diuréticos (fármacos que incrementan la eliminación de sales y fluidos del cuerpo) estimulan la orina, de modo que hacen que nos despertemos durante la noche. La deshidratación causada por los diuréticos también puede contribuir a que nos sintamos fatigados.

Las medicinas que se pueden comprar sin receta también pueden alterar el sueño, porque su composición puede incluir estimulantes fuertes. Los anticongestivos nasales, por ejemplo, contienen a menudo el estimulante efedrina o pseudoefedrina, y algunos medicamentos contra el dolor, como los que se utilizan para los dolores de cabeza o los cólicos menstruales, contienen cafeína. Las reacciones adversas a algunos fármacos recetados o sin receta pueden aparecer inmediatamente o se puede desarrollar intolerancia hacia un medicamento de forma abrupta después de haberlo tomado durante años. Si padeces insomnio y tomas medicamentos para alguna otra enfermedad, informa a tu médico de ello. Lo más probable es que puedas encontrar un remedio alternativo que no provoque efectos secundarios o insomnio.

Menopausia e insomnio

Durante la menopausia, muchas mujeres padecen algún tipo de alteración del sueño como consecuencia de los cambios hormonales. El tratamiento médico convencional de los síntomas habituales de la menopausia —sofocos, sudores nocturnos, palpitaciones, insomnio, irritabilidad, ansiedad y depresión— es la terapia de sustitución hormonal (TSH). Sin embargo, las hormonas sintéticas a menudo tienen efectos secundarios desagradables, como dolores de cabeza, sensibilidad en las mamas, náuseas y acné. De modo más peligroso, la TSH convencional sitúa a la mujer en grave riesgo de padecer hipertensión, enfermedades de la vesícula biliar, coágulos sanguíneos y cáncer de mama. (Los naturópatas o los médicos que siguen un enfoque holístico de la medicina pueden recetar hormonas naturales con menor riesgo de provocar efectos secundarios.) Afortunadamente, muchas mujeres contrarrestan los síntomas de la menopausia realizando algunos cambios en su vida cotidiana, como hacer ejercicio regularmente, guardar reposo y tomar suplementos nutricionales y plantas medicinales para regular los niveles hormonales.

En la mediana edad, los alimentos que las mujeres ingieren (y aquellos que evitan) tienen un efecto significativo sobre la adaptación de su cuerpo a los cambios de la menopausia. Algunos alimentos tienen un fuerte efecto sobre los niveles hormonales, especialmente los alimentos ricos en fitoestrógenos, compuestos vegetales con propiedades estrogénicas débiles (aproximadamente cincuenta veces más débiles que el estrógeno humano). Estos compuestos pueden fijarse a los receptores normalmente ocupados por estrógeno y contribuir a equilibrar los niveles declinantes de esta hormona en las mujeres. Algunos suplementos y plantas medicinales son otros de los aliados femeninos durante la menopausia. (Ver el recuadro «La fatiga suprarrenal y la menopausia», páginas 58 y 59, y también el capítulo «Dieta y nutrición para un descanso reparador y una energía óptima», página 63, para obtener información sobre el tratamiento nutricional y natural de los síntomas de la menopausia.)

Dieta y nutrición para un descanso reparador y una energía óptima

Puede parecer obvio decir que una alimentación sana incide inmediatamente en tu nivel de energía y humor, y que tus decisiones cotidianas son un factor fundamental a la hora de prevenir o desarrollar enfermedades degenerativas como las cardíacas, el cáncer y la diabetes. Sin embargo, puede resultar sorprendente darse cuenta de que los alimentos que comes —y aquellos que evitas— tienen una gran influencia a la hora de conseguir un sueño reparador. Los investigadores realizan descubrimientos casi a diario sobre los notables beneficios de los componentes saludables encontrados en muchos alimentos naturales no procesados, así como en suplementos nutricionales y plantas medicinales. Piensa de este modo: cada vez que comes, tienes la oportunidad de mejorar tu bienestar general y eso incluye el ciclo sueño/vigilia. Es importante prestar atención a los efectos que determinados alimentos tienen sobre ti y minimizar la ingestión de cualquier cosa que afecte negativamente a tu cuerpo. En este capítulo hablaremos de qué comer y beber para dormir mejor.

COMER BIEN PARA VIVIR BIEN, Y PARA DORMIR BIEN

Comer bien significa proveer a tu cuerpo de todas las proteínas, carbohidratos, grasas, vitaminas, minerales y calorías que necesita para obtener energía durante el día, así como para conseguir un descanso mantenido y reparador durante la noche. Lo ideal sería que los alimentos que consumes fueran deliciosos y satisfactorios y te abastecieran de un nivel óptimo de nutrientes. Una manera sencilla de conseguirlo es seguir una dieta «rica en nutrientes» a base de ingerir gran variedad de alimentos frescos (ver el recuadro «Elementos básicos de una dieta rica en nutrientes», página 65).

Comer bien también significa, por supuesto, beber bien. Para permanecer bien hidratados y de ese modo mantener un buen funcionamiento de los órganos, necesitamos aproximadamente dos litros de agua diarios. No beber suficiente líquido provoca deshidratación y permite la acumulación de toxinas, dos factores que provocan fatiga.

Los principios de una dieta sana

Aunque las dietas ricas en carbohidratos complejos y bajas en grasas se han considerado durante un buen número de años como la manera más saludable de comer, muchas personas opinan que una dieta consistente primordialmente en carbohidratos —aunque sean carbohidratos complejos saludables— incrementa los niveles de insulina y provoca fatiga, aumento de peso y desequilibrios hormonales.

La investigación en nutrición apunta en la actualidad que incrementar la ingestión de proteínas y grasas saludables y reducir el consumo de carbohidratos (especialmente carbohidratos simples y azúcar) equilibra el azúcar en sangre y las hormonas, con el resultado de un nivel de energía más estable.

Aunque ninguna dieta es perfecta para todos, los principios básicos que se ofrecen en las páginas siguientes ayudarán a casi todo el mundo a construir una base nutricional sólida para disfrutar de buena salud. Tómate el tiempo necesario para encontrar un modo de comer que te haga sentir sano y con energía. Presta atención a cómo te afectan los alimentos y no tengas miedo a experimentar. Para encontrar lo que te sienta mejor debes descubrir la dieta y el horario de comidas que mejor se complemente con tu cuerpo, tus características genéticas y tu estilo de vida.

ELEMENTOS BÁSICOS DE UNA DIETA RICA EN NUTRIENTES

- **Verduras frescas:** Cinco o más raciones diarias (sobre todo verduras de hoja verde oscura y de color amarillo oscuro o naranja, ricas en nutrientes).
- **Fruta fresca:** Dos o tres raciones diarias (las bayas y los cítricos son fuentes especialmente buenas de fitonutrientes).
- **Alimentos proteicos magros:** Dos o tres raciones diarias (come pescado de aguas frías, como salmón y sardinas, a menudo: son ricos en los importantes ácidos grasos omega 3).
- **Carbohidratos complejos:** Dos o más raciones diarias (como cereales integrales, legumbres, boniatos y calabazas de invierno).
- **Grasas saludables:** Más o menos el 30% de tu dieta diaria (aceite de oliva extra virgen, nueces crudas, semillas vírgenes, aguacate).
- **Alimentos ricos en calcio:** Dos o tres raciones diarias (productos lácteos bajos en grasa, verduras de hoja verde oscuro, sardinas, semillas de sésamo, almendras).
- **Agua:** De cuatro a seis vasos diarios.

Basar la dieta en alimentos sanos, no procesados y ricos en nutrientes

Los alimentos frescos, naturales y poco procesados son los más ricos en nutrientes, incluidos los oligoelementos y otros componentes esenciales para una salud óptima. Las verduras y la fruta fresca, las proteínas de alimentos magros, los cereales integrales y los productos lácteos bajos en grasa y las grasas saludables deben ser el centro de tu dieta. Minimiza el consumo de alimentos procesados como la pasta, el arroz blanco y los productos elaborados con harinas y azúcares refinados; debes recurrir a ellos solamente de vez en cuando y no a diario.

Comer una gran variedad de alimentos

La mayoría de personas se acostumbra a ingerir una variedad limitada de alimentos. Ensanchar tus opciones te proporcionará una variedad mayor de vitaminas, minerales, antioxidantes (componentes que neutralizan los radicales libres que dañan las células), ácidos grasos esenciales (que son un tipo de grasas que no puede producir nuestro cuerpo) y fitonutrientes (componentes protectores de la salud que se encuentran en las plantas) que refuerzan la salud. Además, una alimentación variada reduce la posibilidad de desarrollar sensibilidad a ciertos alimentos, que puede producirse cuando nos limitamos a comer el mismo tipo de cosas día tras día.

Comer hortalizas y fruta fresca en abundancia

Las hortalizas y la fruta fresca proporcionan una gran variedad de antioxidantes y fitonutrientes que contribuyen a la prevención de enfermedades y retrasan el envejecimiento. Intenta comer como mínimo siete raciones diarias; la cantidad preferible es nueve. Una ración equivale a media taza o una pieza de fruta de tamaño medio, media taza de verdura o una taza de hortalizas de hoja verde. Escoge hortalizas y frutas de colores fuertes, ya que tienden a poseer más nutrientes.

Comer proteínas de calidad

Las proteínas son esenciales para la reconstrucción de los tejidos sanos y ayudan a estabilizar el nivel de azúcar en sangre. Come tres raciones diarias de proteínas como pescado magro, huevos, carne de ave, alubias cocidas y otras legumbres, y alimentos a base de soja, como el tempeh y el tofu.

Comer alimentos ricos en fibra

La fibra acelera el movimiento de los residuos por el tubo intestinal, ayudando a limpiar el organismo de sustancias químicas tóxicas como los pesticidas. La fibra también contribuye a la eliminación del exceso de estrógeno y de colesterol. Para obtener los efectos beneficiosos para la salud de diferentes fibras, come variedad de cereales integrales, legumbres, verduras y frutas.

Comer grasas beneficiosas

Algunas grasas son malas para el organismo (ver «Alteradores sutiles del sueño», página 84). Sin embargo, las grasas saludables son buenas para prevenir el cáncer, las enfermedades cardíacas y otras dolencias degenerativas. Estas grasas «buenas» se encuentran en el aceite de oliva extra virgen, las nueces, las semillas, los aguacates y el pescado de aguas frías. También ayudan a equilibrar los niveles de azúcar en sangre porque retrasan la liberación de la glucosa almacenada al torrente sanguíneo. Además, son necesarias para la producción de prostaglandinas, sustancia similar a las hormonas que es esencial para el equilibrio hormonal y una buena función inmunológica.

Comer alimentos ricos en calcio

El calcio mantiene la fuerza de los huesos y hace que el sistema nervioso funcione adecuadamente. Para obtener 1.000-1.200 mg de calcio diarios, debes añadir a tu dieta una gran variedad de alimentos ricos en calcio, como almendras, verduras de hoja verde, productos lácteos, legumbres, naranjas, semillas de sésamo, tofu y sardinas, y, si es necesario, tomar suplementos de calcio (ver «Suplementos nutricionales para dormir mejor», página 75).

Beber mucha agua

Cerca de la mitad de nuestras necesidades diarias de agua (aproximadamente dos litros) se encuentran en los alimentos que comemos, especialmente si consumimos mucha fruta y verdura. El agua mineral o filtrada es la mejor opción para sustituir el resto de fluidos que necesita nuestro cuerpo. Acostúmbrate a beber unos seis vasos de agua diariamente, preferiblemente entre comidas.

Evitar los alimentos cultivados, tratados o procesados con productos químicos

Todos almacenamos residuos de pesticidas y otros productos químicos en nuestros tejidos corporales. Estas sustancias perjudiciales para el organismo aparecen en la alimentación de varias maneras; en las cosechas hay trazas de pesticidas y otros productos químicos usados en la agricultura, y a los animales criados en la industria cárnica y láctica se les dan hormonas y antibióticos. Asimismo, durante el procesamiento de los alimentos se les suele añadir una gran variedad de productos químicos. Estas toxinas son una causa principal de enfermedades degenerativas y envejecimiento prematuro. Siempre que puedas, compra alimentos cultivados y procesados ecológicamente.

Evitar el exceso de azúcar

Los azúcares —ya sea la sacarosa, la glucosa, la maltosa, la dextrosa, el jarabe de maíz, la miel (fructosa), la melaza o el jarabe de arce— provocan fluctuaciones en los niveles de azúcar en sangre que alteran el organismo y son una causa principal de fatiga. Lo ideal es comer azúcar naturalmente en alimentos como la fruta fresca y las verduras dulces como la zanahoria, la calabaza y el boniato. Para ayudarte a contener el ansia de azúcar y estabilizar tus niveles de azúcar en sangre, asegúrate de que tu dieta incluya una cantidad adecuada de proteínas y grasas saludables.

Evitar la cafeína

La cafeína es una potente droga que altera el sistema nervioso y contribuye al insomnio y la ansiedad (ver «Cafeína e insomnio», página 85). Estimula en exceso las glándulas suprarrenales y pone el cuerpo en un estado de estrés crónico, con aparición de fatiga pasados los primeros efectos estimulantes. El café, el té negro y verde, el chocolate, las bebidas de cola y otros refrescos, y muchos fármacos, como estimulantes y medicamentos contra los resfriados y analgésicos, contienen cafeína: lee las etiquetas.

Sugerencias dietéticas para dormir mejor

Muchos alimentos contribuyen a un sueño saludable y reparador en general, y algunos son especialmente útiles para problemas de sueño concretos. Los horarios también son importantes; la hora en que comes tiene efectos sobre la calidad del sueño. Si es posible, haz las comidas más sustanciosas en el desayuno y el almuerzo, y cena ligero. La digestión es un proceso activo y una cena pesada puede interferir en la calidad del sueño. Una cena ligera y nutritiva puede constar de una buena ensalada con pescado a la plancha; sopa y pan integral y ensalada; o un salteado de carne de ave o tempeh con verduras y arroz integral. Tan importante como no comer en exceso es comer lo suficiente para mantener un nivel estable de azúcar en sangre. Las fluctuaciones del azúcar en sangre, que provocan fatiga durante el día, también son causa habitual de desvelos nocturnos.

Si cenas tres horas o más antes de acostarte o si tiendes a despertarte durante la noche, te resultará útil tomar algún tentempié una media hora antes de meterte en la cama. Comer un refrigerio saludable y equilibrado que combine proteínas con una pequeña cantidad de grasas «buenas» y carbohidratos complejos te ayudará a mantener un nivel constante de azúcar en sangre durante la noche. Toma unas cuantas galletas de harina integral, una manzana y un puñado de nueces, o una pieza de fruta y una loncha de queso.

Comer algo antes de dormir también incrementa los niveles de serotonina, un neurotransmisor que funciona como sedante natural. La serotonina se libera gracias al aminoácido triptófano, de modo que puedes incrementar los niveles de este neurotransmisor comiendo alimentos ricos en triptófano (ver el capítulo «Suplementos especiales para problemas específicos relacionados con el sueño», página 125): aguacate, plátano, queso, pollo, requesón, pescado, legumbres, leche, frutos secos y pavo. Comer una pequeña cantidad de carbohidratos complejos al mismo tiempo favorece la absorción del triptófano.

A la hora de estabilizar o aumentar los niveles de serotonina, tu dieta debería incluir los elementos necesarios para la formación de los receptores de serotonina en el cerebro. Estos receptores se forman principalmente con ácidos grasos omega 3, que se encuentran en el pescado de agua fría: salmón, caballa, arenques y sardinas. Las nueces y las semillas de lino son buenas alternativas vegetarianas para obtener estos ácidos grasos esenciales.

Como hemos visto en el capítulo «El insomnio y sus principales causas» (ver la página 23) y veremos también en el titulado «Ejercicio físico y técnicas de relajación para mejorar la vigilia y el sueño» (ver la página 151), gestionar el estrés de manera saludable es una de las cosas más importantes que puedes hacer para descansar bien por la noche.

Pero por muy bueno que seas a la hora de apaciguar el estrés, no es posible evitarlo del todo; sin embargo, sí puedes reducir su impacto por la vía de la nutrición. Las verduras y frutas frescas, por ejemplo, aportan potasio, un nutriente fundamental para el funcionamiento adecuado de las glándulas suprarrenales (ver el recuadro «Alimentos que mejoran la función suprarrenal», al pie de esta página).

La explosión de adrenalina que se produce como consecuencia de la respuesta fisiológica al estrés incrementa el metabolismo de las proteínas, grasas y carbohidratos disponibles, lo que proporciona al cuerpo la energía que necesita para capear la crisis.

ALIMENTOS QUE MEJORAN LA FUNCIÓN SUPRARRENAL

Para mejorar la salud suprarrenal, come alimentos ricos en vitaminas C, B_5 y B_6, magnesio y cinc (ver también «Suplementos nutricionales para dormir mejor», página 75):

- Muchas frutas y verduras, como el brócoli, el pomelo, las naranjas, el pimiento rojo y las fresas contienen vitamina C.
- El ácido pantoténico (vitamina B_5) se encuentra en el aguacate, el pollo, el huevo, las setas, el salmón y el yogur.
- Los plátanos, las lentejas, el tempeh, la trucha y el atún son buenas fuentes de vitamina B_6.
- Las alubias negras, la calabaza, las semillas de sésamo, los mejillones y las ostras contienen gran cantidad de cinc.
- Las almendras, los cereales, el fletán, el tofu y los guisantes son ricos en magnesio.

Por consiguiente, es necesario seguir una dieta rica en nutrientes para ayudar al cuerpo a enfrentarse a situaciones estresantes.

Para mejorar nutricionalmente nuestra resistencia al estrés, sigue las indicaciones que se dan en este capítulo y evita especialmente la ingesta de productos que actúan como agentes estresantes: la cafeína, el alcohol y los carbohidratos refinados. La cafeína, por ejemplo, es uno de los principales factores de la sensación de ansiedad. Aunque sea en cantidades pequeñas, puede provocar agitación, palpitaciones, dolor de cabeza, insomnio y nerviosismo, de modo que deberías pensar en eliminar toda fuente de cafeína si padeces alguno de estos síntomas. A pesar de que a menudo se recurre a él como relajante, el alcohol también puede afectar a los sistemas endocrino y nervioso, intensificando la ansiedad, la sensación de agitación y la depresión. Comer en exceso, especialmente dulces y carbohidratos refinados, es otro de los mecanismos preferidos de las personas a la hora de enfrentarse al estrés, pero es en sí mismo estresante para el cuerpo (ver «Alimentos estresantes para evitar o eliminar», página 83). En lugar de dulces, toma carbohidratos complejos, que se encuentran en abundancia en los cereales integrales, las verduras, las legumbres, las frutas, las semillas y los frutos secos. Estos alimentos saludables contribuyen a la estabilización de los niveles de azúcar en sangre y proporcionan energía constante al cuerpo y el cerebro.

Consejos dietéticos para trastornos del sueño específicos

Además de las indicaciones generales contenidas en este capítulo para mejorar la salud y el sueño en general, las siguientes sugerencias pueden ser útiles para aliviar algunos trastornos específicos relacionados con el jet lag, los calambres, las piernas inquietas, la fatiga crónica, la fibromialgia, el reflujo y la menopausia.

- *Jet lag.* Para disminuir el impacto de un viaje a través de diversas zonas horarias, bebe mucho líquido mientras vuelas para mantener el cuerpo bien hidratado, pero evita las bebidas alcohólicas, que provocan deshidratación e intensifican los síntomas del jet lag. Además, realiza comidas frecuentes y ligeras consistentes básicamente en proteínas, grasas saludables y carbohidratos complejos para mantener equilibrados los niveles de azúcar en sangre y evitar la fatiga del viaje. (Ver también «Plantas medicinales para trastornos del sueño específicos», página 80).

- *Calambres nocturnos en las piernas.* Acostúmbrate a beber por lo menos entre seis y ocho vasos de agua cada día para mantener el cuerpo bien hidratado. Si haces mucho ejercicio, prueba a tomar alguna bebida para reemplazar los electrolitos y restaurar el equilibrio mineral normal. Estas bebidas se suelen vender como bebidas «isotónicas», pero puedes hacértelas tú mismo sin colorantes artificiales u otros aditivos (ver el recuadro «Bebidas naturales para reemplazar los electrolitos», página 73). Los electrolitos de potasio y magnesio son especialmente buenos para prevenir los calambres nocturnos en las piernas y se obtienen fácilmente por medio de una dieta saludable. Los plátanos, las alubias guisadas, las naranjas, las patatas, las espinacas y los tomates son fuentes excelentes de potasio. El magnesio se encuentra en alimentos como los cereales integrales, las alubias, los frutos secos, las semillas y las hortalizas (ver también «Suplementos para trastornos específicos del sueño», página 77).

- *Fatiga crónica y fibromialgia.* Existen muchas estrategias relacionadas con la dieta para prevenir o reducir la inflamación que aparece en ambas enfermedades. Para proporcionar al cuerpo los ácidos grasos omega 3 que contribuyen a calmar la inflamación, come una ración de pescado de aguas frías —como salmón o sardina— por lo menos tres veces a la semana y añade a tu dieta una cucharada sopera de semilla de lino o aceite de linaza. Comer mucha verdura y fruta fresca a diario proporciona vitaminas C y K y otras sustancias fitoquímicas. (Ver también «Suplementos para trastornos específicos del sueño», página 77.)

Mezcla un litro de agua con dos cucharadas soperas de miel y media cucharada sopera de sal marina. Toma un vaso de esta bebida antes de hacer ejercicio y otra después. Bebe la suficiente cantidad para estar bien hidratado, pero no tanta como para sentirte hinchado o molesto.

Evita consumir demasiados ácidos grasos omega 6 (que se encuentran en las grasas poliinsaturadas) y grasas saturadas (en las carnes rojas y los productos lácteos enteros). Evita estrictamente las grasas hidrogenadas y los ácidos grasos trans (en la manteca, la margarina y muchas patatas fritas de bolsa, galletas y productos de panadería y confitería). Estas grasas «malas» estimulan la producción de citoquinas, que promueven la respuesta del sistema inmunitario en forma de inflamación. Evita el azúcar y los carbohidratos refinados, que contribuyen a la inflamación al disparar la producción de insulina.

• *Reflujo gastroesofágico.* Para evitar el reflujo, haz comidas más ligeras, mastica bien los alimentos, sorbe líquidos en pequeñas cantidades (bebe la mayor parte de líquidos entre comidas) y come tranquilamente y sin estrés. Recuerda que el café, el té, el chocolate, el alcohol, las bebidas carbonatadas, las comidas grasas, fumar y las aspirinas son algunas de la causas principales del ardor de estómago. Algunas personas también son sensibles a la menta y a algunas manifestaciones ácidas de la vitamina C, como las del ácido ascórbico. (Ver también «Plantas medicinales para trastornos del sueño específicos», página 80.)

• *Menopausia.* Haz comidas más ligeras y frecuentes con mucha proteína de alta calidad, como la del pollo, el pescado y los huevos, y evita carbohidratos simples como el azúcar y los productos con harina blanca. Esto te ayudará a estabilizar los niveles de azúcar en sangre y a evitar la fatiga que afecta a muchas mujeres durante la menopausia. Presta atención a las glándulas suprarrenales, que desempeñan un papel importante en el mantenimiento de la vitalidad: rebaja la ingesta de sodio y come por lo menos siete raciones diarias de verduras y frutas ricas en potasio (ver el recuadro «Alimentos que mejoran la función suprarrenal», página 70).

Los fitoestrógenos pueden ayudarte a regular y fortalecer los niveles de estrógeno durante la menopausia. Por ello, es buena idea comer varias raciones diarias de alimentos como cereales integrales, frutos secos, semillas de lino y legumbres, que son ricos en este tipo de componentes beneficiosos. La soja y sus derivados son especialmente valiosos, ya que la soja es una fuente excelente de los fitoestrógenos llamados isoflavonas. De hecho, los investigadores creen que un consumo alto de isoflavonas procedentes de la soja es la razón por la cual las mujeres japonesas padecen una menopausia menos dura. Las isoflavonas también se pueden obtener por medio de suplementos, pero es mejor que las incluyas en tu dieta en forma de alimentos de soja. Aunque las investigaciones indican que una ración diaria de soja (media taza de tofu o tempeh o una taza de leche de soja) protege la salud, nadie está del todo seguro de los efectos de los suplementos de isoflavonas. Algunos investigadores han mostrado su preocupación porque altas dosis de isoflavonas concentradas pueden contribuir a los cánceres relacionados con el estrógeno, como algunas formas del cáncer de mama.

Los ácidos grasos omega 3 son también importantes durante los años de la menopausia para ayudar a equilibrar las hormonas. Se pueden encontrar grasas omega 3 en el pescado de aguas frías (como el salmón y la sardina), las nueces y las semillas de lino. Para asegurarte de que tomas una cantidad suficiente de estas grasas beneficiosas, come una o dos raciones de estos alimentos diariamente. (Ver también «Suplementos para trastornos específicos del sueño», página 77.)

Suplementos nutricionales para dormir mejor

Aunque tu dieta esté bien equilibrada, es difícil obtener cantidades óptimas de cada nutriente por medio de la alimentación, especialmente si el estrés o cualquier otro problema crónico ha agotado tus reservas de alguna vitamina o mineral importantes. No confíes únicamente en los suplementos para fortalecer tu salud, pero inclúyelos como parte de un planteamiento global para generar energía, vitalidad y longevidad.

Empieza escogiendo un suplemento multivitamínico y mineral de alta calidad y potencia que te proporcione una gran variedad de micronutrientes básicos, como las vitaminas A, B, C, D, E y K, carotenoides, calcio, magnesio, selenio, cinc y otros oligoelementos (ver el «Apéndice»). *Advertencia:* Si eres hombre, o una mujer que ya ha pasado la menopausia, no tomes un suplemento con hierro a menos que te lo aconseje el médico, porque puede acumularse en el organismo hasta niveles peligrosos y está implicado en ciertas manifestaciones del cáncer y enfermedades cardíacas.

Las cápsulas ofrecen mejores resultados que las pastillas, porque descienden mejor por el tubo digestivo. Tómalas con las comidas. Los alimentos favorecen la absorción de los suplementos y disminuyen la posibilidad de padecer molestias estomacales.

Los micronutrientes que se relacionan en los siguientes epígrafes son especialmente importantes en cualquier tratamiento nutricional para mejorar la calidad del sueño. Si tu suplemento multivitamínico-mineral no te aporta las dosis recomendadas a continuación, toma tantos suplementos adicionales como necesites.

Complejos vitamínicos del grupo B

El estrés no solo agota las vitaminas del grupo B, sino que una deficiencia de ellas puede contribuir a que tengamos algunos trastornos del sueño, como el síndrome de las piernas inquietas o las alteraciones debidas a la menopausia.

Asegúrate de que tu suplemento te proporcione entre 25 y 50 mg diarios de vitaminas B_1, B_2, B_3, B_5 y B_6, además de 400 µg de ácido fólico. No tomes complejos de vitamina B por la noche, porque pueden resultar estimulantes. Este efecto estimulante, sin embargo, puede resultar de ayuda durante el día, ya que aumenta naturalmente el nivel de energía.

Calcio

El calcio calma el sistema nervioso y tiene un leve efecto sedante, por lo que es útil para cualquier tipo de trastorno del sueño. Toma 800 mg de calcio al día; pero, si no comes muchos alimentos ricos en calcio, toma 1.200 mg diarios. El citrato de calcio es la forma de este mineral que se absorbe más fácilmente. Para una mejor asimilación, divide la cantidad diaria total en dos dosis y tómalas durante las comidas.

Magnesio

El magnesio es un relajante muscular y del sistema nervioso y ayuda a aliviar los calambres musculares relacionados con el sueño. Existen muchos factores que contribuyen al agotamiento del magnesio, como el estrés emocional y físico y el alcohol. Toma entre 400 y 600 mg de magnesio al día en forma de citrato, malato, aspartato, gluconato o lactato de magnesio. *Advertencia:* Tomar más de 600 mg de magnesio al día puede causar diarrea.

Cromo

El cromo desempeña un papel clave en el metabolismo del azúcar en la sangre y es de gran ayuda si se padecen fluctuaciones en estos niveles que provocan desvelos durante la noche. Para ayudarte a estabilizar el nivel de azúcar en sangre, toma 200 mg de cromo al día. *Advertencia:* No superes la dosis recomendada de cromo sin consultar a tu médico.

Algunos suplementos vitamínicos y minerales son especialmente útiles para el síndrome de las piernas inquietas, los calambres nocturnos, la fatiga crónica, la fibromialgia y los trastornos del sueño asociados a la menopausia.

- *Síndrome de las piernas inquietas.* Algunos estudios han demostrado que las personas con este síndrome tienen escasez de hierro; otros estudios apuntan a un desequilibrio en la utilización del hierro en ciertas partes del cerebro, causando una deficiencia de dopamina, el neurotransmisor que participa en el movimiento de los músculos. Un suplemento de hierro te ayudará si padeces el síndrome, pero nunca lo tomes sin consultar primero a tu médico. Un sencillo análisis de sangre confirmará que tu nivel de hierro es bajo. El organismo no es capaz de eliminar fácilmente por sí mismo el exceso de hierro y se puede acumular rápidamente hasta niveles peligrosos en los tejidos corporales, causando un daño irreparable al corazón y otros órganos.

  Se sospecha que la falta de ácido fólico es una de las causas del síndrome de las piernas inquietas, de modo que es bueno que complementes tu dieta con suplementos de unos 400 µg diarios de este ácido junto con 25-50 mg de complejos de vitamina B. Normalmente, un suplemento vitamínico y mineral de gran potencia los suele proporcionar (ver también «Complejos vitamínicos del grupo B», página 75). Otros suplementos útiles para aliviar los síntomas del síndrome de las piernas inquietas son la vitamina E tomada en forma de d-alfa-tocoferol en una dosis diaria de 400-800 unidades internacionales y 400-600 mg de magnesio al día (ver también «Magnesio», página 76.)

- *Calambres nocturnos en las piernas.* Si padeces calambres nocturnos en las piernas puedes tomar un suplemento de magnesio justo antes de ir a dormir. Para obtener los niveles adecuados de magnesio, toma 400-600 mg al día en una forma fácilmente absorbible, como el citrato, aspartato, gluconato o lactato de magnesio. Además de ser un relajante, el magnesio también puede actuar como laxante y a veces provoca deposiciones blandas, así que rebaja la dosis si es necesario. (Ver también «Magnesio», página 76.)

- *Fatiga crónica y fibromialgia.* Las vitaminas esenciales para rebajar la inflamación son los complejos de vitamina B (25-50 mg al día), la vitamina C (500 mg al día) y la vitamina E (400-800 unidades internacionales al día). Otro suplemento antiinflamatorio muy útil son 240 mg diarios de ácido gamalinoleico, a menudo tomado en forma de aceite de onagra o de aceite de borraja. (Ver también «Complejos vitamínicos del grupo B», página 75).

- *Menopausia.* Toma un suplemento multivitamínico y mineral potente, junto con suplementos adicionales si es necesario, para obtener 250-500 mg de vitamina C, 50-100 mg de complejos de vitamina B, 400 mg de magnesio y 25 mg de cinc diarios; fortalecer de este modo la salud suprarrenal equilibra más fácilmente las fluctuaciones hormonales de la menopausia. Y tomar calcio (1.200 mg diarios), además de fortalecer los huesos, es beneficioso para el insomnio relacionado con la menopausia. (Ver también «Complejos vitamínicos del grupo B», página 75; «Magnesio», página 76, y «Calcio», página 76.)

Plantas medicinales para dormir mejor

Algunas plantas medicinales son conocidas por aliviar los síntomas de la tensión emocional y física, y por contribuir a la relajación e incluso al sueño. Plantas medicinales ligeramente sedantes, como la manzanilla y la melisa, pueden ser suficientes para aliviar una tensión no grave y se pueden tomar diariamente en forma de infusión. El simple acto de preparar y sorber una infusión es un ritual relajante y proporciona un respiro muy agradable en medio de un día ocupado. Existen plantas medicinales más fuertes que pueden ser útiles durante periodos de ansiedad intensa, como la kava y la valeriana. (Ver los capítulos «Plantas medicinales suaves para el estrés y el insomnio», página 89, y «Plantas medicinales más fuertes para el estrés y el insomnio», página 101, para saber cómo utilizar estas plantas medicinales para el estrés y el insomnio.) Sin embargo, hay que tener en cuenta que para aliviar el estrés y la ansiedad desde el punto de vista psicológico y fisiológico hay que fortalecer los sistemas endocrino y nervioso.

Las glándulas suprarrenales, parte del sistema endocrino, son fundamentales en la respuesta al estrés que ofrece el organismo (ver «El impacto del estrés», página 33). El estrés crónico puede pasar factura a la función suprarrenal y de hecho puede afectar a las glándulas. Las señales más habituales del agotamiento suprarrenal son la sensación de fatiga, el estrés y la ansiedad. Las plantas medicinales que fortalecen el sistema endocrino pueden desempeñar un papel fundamental en la adaptación del cuerpo al estrés.

El ginseng siberiano *(Eleutherococcus senticosus)*, por ejemplo, es un tónico excelente que se puede tomar durante un tiempo prolongado para mejorar la respuesta del organismo a situaciones estresantes y fortalecer la resistencia al estrés y la ansiedad, y la resiliencia a los factores estresantes físicos y emocionales. Al fortalecer las glándulas suprarrenales, esta planta medicinal modera los efectos negativos del estrés sobre el organismo. Ayuda a recuperar la vitalidad, aumenta la energía y mejora el rendimiento físico y mental (ver el recuadro «Plantas medicinales vigorizantes», página 86). *Advertencia:* Aunque el ginseng siberiano es muy seguro, tomar dosis más altas de las recomendadas puede provocar insomnio, ansiedad e irritabilidad.

Recuerda, sin embargo, que las plantas medicinales no son un remedio por sí mismas para el estrés y la ansiedad. Las plantas medicinales sedantes son de ayuda para un alivio a corto plazo, pero tomar estas plantas para sustituir o eliminar la raíz de estas emociones angustiantes no será eficaz a largo plazo; hay que tratar las causas últimas del estrés, la ansiedad y la depresión. Tu psique habla a través de los síntomas de tu cuerpo y tus síntomas empeorarán hasta que no les prestes la atención que están pidiendo.

Plantas medicinales para trastornos del sueño específicos

Las siguientes plantas medicinales pueden proporcionar alivio para los síntomas del jet lag, el reflujo gastroesofágico, la hiperplasia prostática y la menopausia sobre el sueño.

- *Jet lag.* A los astronautas rusos les daban ginseng siberiano para ayudarles a ajustar sus ritmos biológicos en el espacio. Algunos estudios han demostrado que esta planta medicinal también es útil contra el jet lag más común. Si quieres tomar ginseng siberiano para aliviar, y quizá prevenir, los síntomas del jet lag, empieza a tomarlo una semana antes de viajar y prosigue el tratamiento hasta una semana después: entre media y una taza de extracto líquido o 1.000 mg de cápsulas de ginseng en polvo dos veces al día. Si no lo tomas de herboristería, sigue las instrucciones del fabricante o toma entre 200 y 400 mg al día.

  La pasiflora es otra planta medicinal eficaz para aliviar el jet lag, ya que ayuda a relajarnos por la noche. Toma una cucharadita de su extracto líquido mezclada con un poco de agua caliente una hora antes de ir a dormir y toma una segunda dosis justo quince minutos antes de meterte en la cama. (Ver el capítulo «Plantas medicinales suaves para el estrés y el insomnio» para más detalles sobre el consumo de pasiflora.)

- *Reflujo gastroesofágico.* Una taza de manzanilla o de jengibre (*Zingiber officinale)* después de las comidas puede calmar el tubo digestivo y prevenir el reflujo que altera el sueño; ambas plantas medicinales tienen propiedades antiinflamatorias. (Ver el capítulo «Plantas medicinales suaves para el estrés y el insomnio» para más detalles sobre el consumo de manzanilla.)

Si tienes problemas recurrentes con el ácido del reflujo, prueba la raíz de regaliz *(Glycyrrhiza glabra)* sin glicirricina. Es un antiinflamatorio excelente y contribuye a rebajar la producción excesiva de ácidos en el estómago. Para contrarrestar los síntomas del reflujo, toma un cuarto de cucharadita de raíz de regaliz en polvo sin glicirricina mezclada con agua quince minutos antes de las comidas, hasta cuatro veces al día.

- *Hiperplasia prostática benigna.* Los indios americanos tomaban bayas de palmito salvaje *(Serenoa repens)* para tratar problemas urogenitales como la irritación de la próstata. Los componentes de estas bayas inhiben radicalmente la producción de dehidrotestosterona, la hormona masculina responsable de la hiperplasia prostática benigna. Algunos estudios realizados en Europa demuestran que el palmito salvaje rebaja los síntomas de este trastorno, como las dificultades para orinar, la necesidad de hacerlo frecuentemente y el dolor, en un tiempo de tres meses o incluso menos (para más información, ver el recuadro superior).

Lo cierto es que esta planta medicinal tiene un gusto amargo y empalagoso, no es algo que apetezca demasiado tomar como infusión. Para obtener la cantidad adecuada de ingredientes activos identificados, deberías tomar un extracto de bayas de palmito salvaje con una concentración de entre el 85 % y el 95 % de ácidos grasos y esteroles, con dos dosis diarias de 160 mg.

- *Menopausia.* En la antigua Unión Soviética se estudiaron a fondo los efectos del ginseng siberiano, muy valorado por sus propiedades que ayudan al cuerpo a adaptarse al estrés físico y emocional. Para beneficiarse de las propiedades del ginseng siberiano para fortalecer el sistema suprarrenal durante la menopausia se debe tomar esta planta medicinal durante dos o tres meses. Puedes tomar 1 g de raíz en polvo, entre media y una taza de extracto líquido o entre 100 y 200 mg de algún extracto procesado para obtener eleuterósidos dos veces al día. El ginseng siberiano se puede tomar indefinidamente. *Advertencia:* A pesar de que el ginseng siberiano es muy seguro, tomar dosis más altas de las recomendadas puede provocar insomnio, ansiedad e irritabilidad.

De las diversas plantas medicinales que se han utilizado durante siglos para calmar las molestias menstruales, la cimicífuga *(Actaea racemosa* o *Cimicifuga racemosa)* es especialmente beneficiosa para las mujeres que padecen desequilibrios de estrógeno. Por lo menos una veintena de estudios clínicos han demostrado que la cimicífuga es tan eficaz como el estrógeno sintético para aliviar los síntomas de la menopausia, como los sofocos, las sudoraciones nocturnas, las palpitaciones, la irritabilidad y la depresión. En un estudio multicéntrico realizado en Alemania con 629 mujeres, el 80 % de las participantes que tomaban la planta medicinal mejoraron al cabo de entre seis y ocho semanas. Aunque el alivio no es inmediato, la cimicífuga es más segura que las hormonas sintéticas y no tiene toxicidad ni efectos secundarios negativos.

La agripalma, una planta fantástica para las mujeres menopáusicas, tiene propiedades relajantes y ayuda a calmar las palpitaciones que suelen acompañar a los sofocos. El anís, que añade un agradable sabor dulce a la infusión, es una fuente de fitoestrógenos que ayuda a equilibrar los menores niveles de estrógenos que provocan los sofocos. El aceite aromático que da a la salvia su aroma característico es un potente astringente que reduce la sudoración hasta un 50 %.

Mezcla en una taza con agua hirviendo dos cucharaditas tanto de salvia como de agripalma y una de anís. Tapa la taza y déjalo reposar durante quince minutos. Cuélalo, endúlzalo si lo deseas y bebe una taza antes de ir a dormir; si te despiertas con un sofoco puedes tomar también esta infusión durante la noche.

En los estudios clínicos se ha utilizado normalmente el extracto procesado por su contenido en triterpenos, el componente que se considera el principio activo. La dosis habitual de cimicífuga en los estudios es de hasta 4 mg de triterpenos al día. La cimicífuga también se puede tomar en forma de cápsula de 500-600 mg de planta en polvo tres veces al día o aproximadamente media cucharadita de extracto líquido dos veces al día; si tomas un extracto procesado, sigue las recomendaciones del fabricante.

La agripalma *(Leonorus cardiaca)*, el anís *(Pimpinella anisum)* y la salvia *(Salvia officinalis)* también pueden aliviar los sofocos que provocan alteración del sueño (ver el recuadro superior «Infusiones para los sofocos»).

ALIMENTOS ESTRESANTES PARA EVITAR O ELIMINAR

Además de los alimentos que comes y de los suplementos y plantas medicinales que tomas, hay otras consideraciones que se pueden hacer en relación con la dieta y que te ayudarán a dormir mejor.

Obviamente, para dormir mejor deberías evitar comer o beber todo aquello que sabes que te provoca indigestión o reflujo gastroesofágico. Los alimentos grasos, el café, el té, el chocolate y el alcohol son causas habituales de ardor de estómago y a algunas personas les sientan mal las comidas picantes.

Alteradores sutiles del sueño

Comer azúcar es una de las principales causas de fatiga. Los dulces y otros carbohidratos refinados tienen en un principio un efecto relajante y sedante sobre el sistema nervioso, pero provocan un rápido incremento del azúcar en sangre seguido enseguida por una caída pronunciada. Estas fluctuaciones del azúcar en sangre multiplican el estrés y la ansiedad y son la causa de muchos síntomas físicos, como los dolores de cabeza, la irritabilidad, los bajones en picado de energía y las alteraciones del sueño.

También es preferible evitar el consumo de alcohol. Aunque el alcohol tiene un efecto relajante inicial que te puede ayudar a dormir, suele provocar desvelos horas más tarde. De este modo interrumpe la progresión natural del sueño durante los estadios de sueño más profundo y reparador e interfiere con los ciclos normales y saludables de las fases delta y REM. (Ver «Las fases del sueño», página 12).

La intolerancia o sensibilidad hacia algún alimento —más difíciles de diagnosticar que las alergias— también pueden alterar el sueño de algunas personas. La sensibilidad hacia algún tipo de alimento puede provocar problemas crónicos de salud, como tensión, agitación, fatiga, cambios de humor e insomnio. Los alimentos que suelen provocar más casos de sensibilidad son el chocolate, el maíz, la leche y los productos lácteos, los huevos, la soja y el trigo. Si sospechas que reaccionas ante algún tipo de alimento deberías pensar en escribir un diario que relacione los alimentos que tomas con los síntomas que sientes por lo menos durante un mes. Este ejercicio te ayudará a identificar si existe alguna conexión entre lo que comes y tus problemas de sueño.

La cafeína es uno de los principales culpables del insomnio y siempre debe considerarse como uno de los primeros factores desencadenantes de cualquier problema de sueño. En tanto que estimulante y diurético, no solo retrasa el adormecimiento sino que también puede provocar que nos desvelemos durante la noche. No todas las personas reaccionan del mismo modo ante la cafeína; algunas pueden metabolizar fácilmente una o dos tazas de café al día, mientras que otros son tan sensibles que no pueden tolerar ni los restos que quedan en el café descafeinado. No es raro que con la edad nos vayamos convirtiendo en menos tolerantes a la cafeína.

La cafeína es una sustancia estimulante aceptada y muy utilizada en nuestra sociedad, por lo que es fácil que pasemos por alto que se trata de un producto muy potente. Uno de los aspectos más adictivos de la cafeína es que provoca una inmediata subida de energía y estado de alerta; muchas personas la toman para empezar el día o para superar el bajón de después de comer. Dejar de tomar cafeína es un reto para casi todo el mundo, pero si padeces cualquier tipo de alteración del sueño, debes hacerlo sin falta. Junto con los problemas para dormir, la cafeína está ligada a numerosos problemas de salud: nerviosismo, ansiedad, molestias gastrointestinales, presión alta, alteraciones cardíacas y síntomas del síndrome premenstrual, entre otros.

Cuando se deja la cafeína suelen aparecen síntomas relacionados con la abstinencia, la mayoría de veces, dolor de cabeza. Para aliviarlo puedes tomar aspirinas, pero evita los analgésicos que lleven cafeína). Si prefieres una alternativa natural, debes saber que la valeriana (ver el capítulo «Plantas medicinales más fuertes para el estrés y el insomnio», página 101) tiene un potente efecto sedante y puede ayudar a aliviar el dolor, pero no esperes que sea tan eficaz como la aspirina. Para los dolores relacionados con la abstinencia de cafeína, toma entre media y una taza de extracto líquido de valeriana hasta cuatro veces al día.

Si eres una persona paciente y persistente, puedes minimizar los efectos de la abstinencia reduciendo gradualmente el consumo de café u otras sustancias cafeinadas. Por ejemplo, si tomabas dos cafés por la mañana toma ahora uno o mezcla café normal y café descafeinado. Si tienes síntomas de padecer abstinencia, prolonga la misma ingestión de cafeína durante tres días y después reduce gradualmente la dosis un poco más, siguiendo hasta que hayas eliminado la cafeína del todo.

Si decides dejar de golpe la cafeína, pasarán unos tres días antes de que empiecen a remitir los síntomas de la abstinencia. Hazte un favor y déjala durante un fin de semana largo, para así poder descansar y cuidarte. Duerme tanto como puedas; toma baños calientes y relajantes con diez gotas de aceite de lavanda para contribuir a la relajación; y ve a que te den un masaje para aliviar la tensión muscular. Distráete mirando vídeos o leyendo un buen libro, o haz cualquier cosa que te apetezca para distraer la mente y no pensar en la situación. El ejercicio también te puede ser útil, ya que aumenta la energía y estimula la eliminación de toxinas.

Aunque el café es una de las principales fuentes de cafeína, otros alimentos, bebidas e incluso medicinas contienen cantidades significantes de esta sustancia estimulante: los tés negro y verde, las colas, el chocolate, los helados y caramelos con gusto de café y algunos medicamentos sin receta, especialmente analgésicos, medicinas contra los resfriados y los dolores menstruales y fórmulas para perder peso. Cuando elimines las bebidas cafeinadas de tu dieta, es importante que encuentres sustitutos satisfactorios; para descubrir tus favoritos experimenta con la gran variedad de infusiones, cafés de malta, cebada o achicoria y otras alternativas disponibles (ver el recuadro «Plantas medicinales vigorizantes», página 86).

Plantas medicinales suaves para el estrés y el insomnio

Algunas plantas medicinales se conocen desde hace siglos por sus propiedades calmantes y relajantes, y se utilizan para tratar los trastornos del sueño desde hace mucho tiempo.

En Europa, donde las plantas medicinales son aceptadas por la medicina convencional, organizaciones como la Cooperativa Científica Europea de Fitoterapia (ESCOP por sus siglas en inglés) publican sugerencias sobre el uso terapéutico moderno de las plantas medicinales.

Las plantas medicinales están disponibles en una gran variedad de formas: cápsulas, extractos líquidos concentrados (a partir de alcohol o glicerina) y desecadas para hacer infusiones. Algunas se presentan también procesadas, formuladas para extraer una cantidad específica de los principios que se estima que contienen propiedades curativas. (A menos que se especifique lo contrario, todas las dosis recomendadas que se dan en este libro son para productos no procesados.)

En este capítulo hablaremos de la manzanilla, el lúpulo, la melisa y la pasiflora, que de las plantas medicinales indicadas para dormir son las más suaves. Se puede recurrir a ellas tan a menudo como sea necesario cuando se tienen problemas para conciliar el sueño y para evitar desvelos.

Aunque son suaves, no por ello estas plantas relajantes dejan de ser eficaces; sin embargo, si no percibes una diferencia significativa al cabo de unas cuantas dosis, consulta el siguiente capítulo, donde hablamos de sedantes más potentes.

Una de las plantas medicinales más populares a lo largo de la historia, la manzanilla, es reconocida por su aroma y sabor, que recuerda a la manzana. Los herbolarios ofrecen dos variedades de manzanilla: la *Matricaria chamomilla*, una variedad anual de origen alemán que crece hasta casi un metro de altura, y la *Anthemis nobilis*, una variedad de crecimiento lento también llamada manzanilla romana o inglesa. Ambas especies tienen hojas ligeras y unas flores pequeñas parecidas a las margaritas, con centro amarillo y pétalos blancos, y contienen el mismo aceite esencial que da a la manzanilla sus propiedades curativas. La manzanilla alemana tiene un sabor más agradable, y es la variedad que se utiliza más como planta medicinal.

La manzanilla es más conocida como infusión por su sabor agradable. Cuando se utiliza por vía tópica también tiene propiedades calmantes, y es un ingrediente frecuente de productos para el cuidado de la piel y el cabello. Aunque al ser suave pueden tomarla los bebés y los niños, es lo suficiente potente como para ser utilizado en el tratamiento de la ansiedad y el insomnio.

Usos medicinales de la manzanilla

La manzanilla era utilizada por los antiguos griegos para aliviar la fiebre, y por los griegos, romanos y los sanadores ayurvédicos de la antigua India para tratar los dolores de cabeza y problemas de riñón, hígado y de las vías urinarias. En Europa, se utiliza la manzanilla desde hace siglos para tratar problemas digestivos, insomnio, dolores menstruales y para aliviar otros tipos de trastornos. Los primeros inmigrantes británicos y alemanes introdujeron las dos variedades de manzanilla en América del Norte.

Estudios científicos sobre la manzanilla

Miles de años de utilización reconocen la manzanilla como planta medicinal, pero no se ha investigado mucho para verificar sus propiedades medicinales. Sin embargo, los científicos han empezado a identificar cierto número de sus componentes terapéuticos. Los aceites esenciales que se encuentran en sus flores —que contienen bisabolol, bisabolóxidos A y B y azulenos— son antiinflamatorios y antiespasmódicos (alivian los espasmos musculares y los calambres). Se ha descubierto que los flavonoides, como la apigenina y la luteolina, desempeñan un papel importante en las propiedades curativas de la manzanilla. Por ejemplo, algunos descubrimientos realizados en laboratorio indican que la apigenina puede estar relacionada con algunos receptores del cerebro (los mismos que están relacionados con las benzodiazepinas) para generar un suave efecto sedante y contribuir a aliviar la ansiedad.

En un estudio realizado en 1995 en Alemania con ratones, se descubrió que un extracto de manzanilla aliviaba eficazmente la ansiedad de los animales. Otro estudio también realizado con ratones descubrió que la manzanilla actuaba como un depresor leve del sistema nervioso, produciendo somnolencia y relajación. Aunque estas investigaciones se realizaron con animales de laboratorio y no con humanos, sus resultados corroboran el uso tradicional que se da a la manzanilla como sedante suave. Es destacable que, aun con una relativa falta de investigación científica, la manzanilla aparece como una medicina oficial en las farmacopeas de veintiséis países: Alemania, Francia, España y Reino Unido entre ellos.

Cómo utilizar la manzanilla

El sencillo acto de preparar una taza de manzanilla es placentero y puede convertirse en un ritual relajante que contribuye a preparar el terreno y conseguir conciliar el sueño. Pon dos cucharaditas de flores de manzanilla desecadas en una taza de agua hirviendo; tápalo y déjalo descansar durante diez minutos, luego cuela la infusión y tómala media hora antes de ir a dormir. Si padeces ansiedad o estrés emocional, puedes tomar hasta dos o tres tazas durante el día. Si prefieres tomar extracto líquido, toma media cucharadita de extracto diluido en una pequeña cantidad de agua caliente y tómalo de una a tres veces al día.

La manzanilla también puede servir para preparar un baño relajante antes de ir a dormir. Añade seis cucharadas de flores de manzanilla secas a un litro de agua y ponlo a hervir; tápalo, apártalo del fuego y déjalo descansar durante veinte minutos; cuela las flores y añade el líquido a una bañera con agua caliente; luego sumérgete en el agua durante quince minutos.

Precauciones sobre el uso de la manzanilla

En general, se considera que la manzanilla es una planta medicinal extremadamente segura y suave, y los efectos secundarios son raros. Pero como sucede con todas las plantas medicinales, lo mejor es seguir las siguientes precauciones:

- Tomar demasiada manzanilla puede provocar malestar estomacal y náuseas.
- Si eres alérgico a la ambrosía, es mejor que evites tomar manzanilla, de la que es pariente. Se sabe de algunas reacciones alérgicas a la manzanilla, especialmente a la variedad romana. Sin embargo, estas reacciones son raras, ya que solo hay documentados cinco casos de alergia; la relación entre la alergia a la ambrosía y a la manzanilla no se ha visto confirmada hasta la fecha.
- Si tomas algún medicamento anticoagulante, como la warfarina, deberías consultar al médico antes de recurrir a la manzanilla en cantidades terapéuticas. La manzanilla contiene componentes naturales que pueden actuar como anticoagulante; mezclar anticoagulantes químicos y fitoterápicos puede intensificar sus efectos.

LÚPULO

El característico sabor amargo de la cerveza proviene del aroma agradablemente amargo de los estróbilos o frutos en forma de cono del lúpulo *(Humulus lupulus)*. Alrededor del siglo IX, los fabricantes de cerveza alemanes empezaron a agregar lúpulo a sus pocio-

nes para añadir sabor y como conservante natural. Hacia el siglo
XIV, casi todas las fábricas de cerveza de Europa hacían lo mismo.
Junto a esta contribución a la elaboración de la cerveza, el lúpulo
también tiene una larga historia como planta medicinal. Sus primeros cultivadores se dieron cuenta de que los trabajadores que
cosechaban los estróbilos en otoño tendían a quedarse dormidos
en el campo, lo que provocó que se empezaran a utilizar como sedante.

Usos medicinales del lúpulo

El lúpulo era un ingrediente habitual de muchos tónicos patentados
en el siglo XIX y formó parte de la farmacopea de Estados Unidos
como sedante entre 1831 y 1916. Hoy en día, los herbolarios siguen
recomendando el lúpulo como sedante y tranquilizante. La planta
también tiene propiedades antiespasmódicas y como relajante muscular, por lo que puede ser útil para aliviar la tensión muscular que
interfiere en la calidad del sueño. A raíz de las investigaciones sobre el lúpulo, la ESCOP lo recomienda para tratar la tensión, la
agitación y los trastornos del sueño.

Estudios científicos sobre el lúpulo

No se ha investigado mucho sobre los efectos medicinales beneficiosos del lúpulo. Sin embargo, los investigadores saben que los
estróbilos maduros del lúpulo son ricos en lupulina, un polvo amarillo que contiene el aceite esencial que se considera responsable
de las propiedades curativas de esta planta.

En el aceite esencial del lúpulo se han encontrado más de cien
componentes distintos. Uno de ellos, el 2-metil-3-buteno-2-ol, produce un efecto sedante sobre el sistema nervioso. Aunque los estróbilos frescos del lúpulo contienen una cantidad muy pequeña de
esta sustancia, su concentración incrementa hasta cantidades significativas cuando se secan los frutos.

Este es uno de los casos en que la planta desecada es mucho
más potente que la planta viva.

Cómo utilizar el lúpulo

Del lúpulo se puede obtener una infusión amarga pero para nada desagradable. Pon una o dos cucharaditas de estróbilos de lúpulo desecados en una taza con agua hirviendo; tápalo y déjalo reposar durante diez minutos; luego cuela la infusión, endúlzala si lo deseas y bébela media hora antes de ir a dormir. Si lo prefieres, puedes utilizar un extracto líquido concentrado. Toma media cucharadita de extracto diluido en una pequeña cantidad de agua caliente media hora antes de acostarte.

El lúpulo también sirve para preparar un baño sedante eficaz. Añade seis cucharadas de estróbilos de lúpulo desecados a medio litro de agua hirviendo; tápalo, apártalo del fuego y déjalo reposar durante veinte minutos; cuela la infusión resultante y añádela al agua caliente de la bañera; luego sumérgete en el agua durante quince minutos o más, según desees.

Precauciones sobre el uso del lúpulo

El lúpulo se considera una planta medicinal extremadamente segura y suave, y los efectos secundarios son raros. Sin embargo, como con todas las plantas medicinales, es bueno que tengas en cuenta las siguientes precauciones:

- Los estróbilos del lúpulo son ricos en fitoestrógenos, que dan a la planta sus propiedades similares a las del estrógeno. Si has tenido alguna enfermedad de mama relacionada con los estrógenos o cáncer uterino, consulta a tu médico antes de tomar lúpulo.
- Las mujeres embarazadas no deberían tomar lúpulo en cantidades terapéuticas a causa de su alto contenido en fitoestrógenos.
- Si tomas sedantes farmacológicos, consulta a tu médico antes de consumir lúpulo porque, como hemos dicho también para la manzanilla, combinar sedantes sintéticos y fitoterápicos puede intensificar sus efectos.

La *Melissa officinalis* es una vigorosa planta medicinal perenne de la familia de la menta, nativa del sur de Europa. Sus brillantes hojas, que contienen los componentes medicinales de la planta, desprenden un aroma a limón cuando se las machaca; la infusión hecha con la planta también tiene un ligero sabor a limón. Estaba tan bien considerada para tratar problemas nerviosos que el famoso herbolario inglés del siglo XVII Nicholas Culpepper escribió: «La melisa da felicidad a la mente y el corazón, y ahuyenta todas las preocupaciones y pensamientos derivados de la melancolía...».

Usos medicinales de la melisa

En el siglo X, la melisa era una de las plantas favoritas de los médicos árabes, que la recomendaban para la ansiedad y el nerviosismo. Los europeos del medievo tomaron nota y el agua de melisa se convirtió en un sedante popular. El emperador Carlomagno incluso ordenó que se cultivara en todos los huertos de plantas medicinales para que hubiera una producción abundante. Los herbolarios de la Edad Media recetaban melisa para el insomnio, los dolores de cabeza, los nervios en el estómago, la ansiedad y la depresión. Hoy en día los herbolarios todavía recomiendan la melisa para el insomnio, la ansiedad y el estrés, así como para heridas e infecciones víricas y como digestivo. La Comisión E de Alemania, un grupo de expertos en plantas medicinales que ha contribuido a establecer las guías del uso de estas plantas, recomienda la melisa para tratar el insomnio.

Estudios científicos sobre la melisa

Los investigadores que han realizado estudios con animales han descubierto algunos componentes de la melisa que tienen propiedades sedantes, especialmente un grupo de sustancias químicas llamadas terpenos. Este y otros componentes se encuentran en el aceite esencial aromático que da a las hojas su característico olor y sabor. Los efectos sedantes de la melisa también se producen en humanos. En un estudio doble ciego realizado con veinte personas, se comparó los efectos de la planta con los de un placebo y se llegó a la conclusión de que la melisa incrementaba la sensación de calma y reducía la de alerta.

En un estudio alemán realizado con noventa y ocho personas, se descubrió que la melisa combinada con valeriana (ver el capítulo siguiente para obtener más información sobre la valeriana) mejoraba la calidad del sueño si se comparaban con un placebo. Otro estudio demostró que la misma combinación de plantas medicinales era tan eficaz como el tranquilizante farmacológico Halcion (triazolam), pero sin efectos secundarios negativos como la somnolencia diurna.

Cómo utilizar la melisa

Para preparar una infusión de melisa, pon dos cucharaditas de hojas desecadas (o dos cucharadas de hojas frescas) en una taza con agua hirviendo; tápalo, déjalo reposar durante quince minutos y cuélalo. Para el insomnio, bebe una taza de infusión de melisa media hora antes de ir a dormir. Para el estrés y la ansiedad, bebe hasta tres tazas diarias. Si prefieres recurrir a un extracto líquido, toma entre media y una cucharadita de extracto diluido en una pequeña cantidad de agua caliente, hasta tres veces al día.

Precauciones sobre el uso de la melisa

La melisa es una planta medicinal segura y suave, apropiada para el insomnio ligero. Sin embargo, ten las siguientes precauciones cuando tomes melisa:

- Si estás tomando sedantes por prescripción médica, consulta al médico antes de recurrir a cantidades terapéuticas de melisa para evitar una sedación excesiva, porque combinar sedantes sintéticos y fitoterápicos puede intensificar sus efectos.
- En estudios realizados con animales, se ha descubierto que la melisa debilita la actividad tiroidea inhibiendo la hormona

que estimula la tiroides. Si padeces hipotiroidismo (una función tiroidea baja) no deberías tomar cantidades terapéuticas de melisa sin consultar antes a tu médico.

PASIFLORA

La pasiflora *(Passiflora incarnata)* es una planta trepadora originaria de América con unas flores aromáticas de más de siete centímetros de largo y de color púrpura que aparecen en mayo y dan un fruto dulce de color amarillo. Las flores y las hojas son la parte medicinal de esta planta bella y exótica que puede crecer hasta nueve metros en una estación. Los incas utilizaban la pasiflora como infusión tónica. La planta llegó a Europa a finales del siglo XVI, donde se popularizó gracias a su gusto agradable.

Usos medicinales de la pasiflora

La pasiflora es valorada sobre todo por sus propiedades ligeramente sedantes. Los nativos americanos de la costa del golfo de México recurrían a la infusión de pasiflora local para calmar la ansiedad. A mediados del siglo XIX, los médicos del movimiento ecléctico (un grupo de médicos que utilizaban terapias naturales) consideraban la pasiflora como un remedio importante para el insomnio, la agitación, los dolores menstruales y la epilepsia, entre otras dolencias. Entre 1916 y 1936, la pasiflora constaba como sedante en el *National Formulary*, una guía de referencia oficial para los farmacéuticos de Estados Unidos.

Hoy en día, los herbolarios recomiendan la pasiflora como sedante y tranquilizante suave. En Europa la pasiflora se incluye en muchas fórmulas naturales. No es adictiva y no requiere receta médica. La ESCOP recomienda la pasiflora para la tensión, la agitación, la irritabilidad y las dificultades para conciliar el sueño.

Estudios científicos sobre la pasiflora

Se han identificado los componentes tranquilizantes de la pasiflora, como la pasiflorina, una sustancia que contiene semejanzas químicas con la morfina, un potente sedante. Es interesante constatar que también contiene componentes estimulantes, pero los investigadores han descubierto que la interacción compleja de las sustancias químicas en la planta tiene como resultado un leve efecto tranquilizante.

Estudios realizados con animales han demostrado que la pasiflora tiene un claro efecto sedante y estudios clínicos han corroborado que actúa del mismo modo sobre los humanos. En un estudio realizado en Francia, los investigadores dieron a noventa y una personas que padecían ansiedad o bien una fórmula fitoterápica con pasiflora o bien un placebo; después de veintiocho días, los participantes que habían tomado la fórmula fitoterápica habían experimentado una disminución significativa de la sensación de ansiedad. Otro estudio doble ciego, realizado durante cuatro semanas con treinta y seis personas que padecían ansiedad, comparó la pasiflora con el sedante oxazepam. A pesar de que el oxazepam surtía efecto más rápidamente, al final de la prueba se demostró que la pasiflora tenía una efectividad equivalente a la hora de aliviar los síntomas de la ansiedad. Los investigadores también apuntan que la pasiflora no provoca los efectos secundarios (por ejemplo, un bajo rendimiento en el trabajo) típicos del medicamento con oxazepam.

Cómo utilizar la pasiflora

La pasiflora proporciona una infusión de gusto agradable. Pon una cucharadita de hojas desecadas de pasiflora en una taza con agua hirviendo; tápalo y déjalo reposar entre diez y quince minutos; cuela la infusión y endúlzala si lo deseas. Para el insomnio, bebe una taza de infusión de pasiflora media hora antes de acostarte. Para la ansiedad en general y la agitación, bebe hasta tres tazas a lo largo del día. Si lo prefieres, puedes tomar la pasiflora en forma de extracto líquido concentrado. Toma entre un cuarto y una cucharadita de extracto diluido en una pequeña cantidad de agua caliente, hasta tres veces al día.

La pasiflora se considera segura en las cantidades que se suelen recomendar. Sin embargo, como en el caso de las otras plantas medicinales de este capítulo, se deben observar algunas precauciones:

- Las mujeres embarazadas no deberían tomar cantidades terapéuticas de pasiflora porque ciertos componentes de la planta (la tetrahidroharmina) son estimulantes uterinos. A pesar de que nunca se ha asociado la pasiflora con el aborto natural, si estás embarazada es mejor que tomes otro relajante, como la manzanilla.
- Si estás tomando sedantes farmacológicos, consulta con tu médico antes de tomar cantidades terapéuticas de pasiflora, porque combinar sedantes sintéticos y fitoterápicos puede magnificar sus efectos tranquilizantes.

Plantas medicinales más fuertes para el estrés y el insomnio

A veces son necesarias otras ayudas más potentes para dormir, especialmente si se quieren superar los trastornos crónicos del sueño. Tomar temporalmente plantas medicinales sedantes puede ayudarte a reajustar tus patrones de sueño mientras haces los cambios de estilo de vida necesarios para reforzar el proceso y tener un sueño reparador.

Las dos plantas medicinales que encontrarás en este capítulo, la valeriana y la kava, se encuentran entre los sedantes naturales más potentes. En general, se trata de plantas seguras y suelen serlo mucho más que los sedantes químicos. Si estás tomando algún medicamento con receta médica para el insomnio, consulta a tu médico a la hora de cambiarlo por plantas medicinales. Si escoges la kava, lee atentamente este capítulo y apúntate las contraindicaciones. Actualmente existe cierta preocupación acerca de su posible toxicidad para algunas personas, de modo que es mejor que consultes a un herbolario cualificado antes de recurrir a ella.

VALERIANA

Originaria de Europa y partes del norte de Asia, la valeriana *(Valeriana officinalis)* llegó a América del Norte con los primeros colonos y crece en buena parte de la costa este de Estados Unidos y Canadá. Esta alta planta perenne presenta un follaje parecido al helecho y racimos de pequeñas flores de color rosa pálido en primavera. Los médicos griegos y romanos de la Antigüedad se referían a la valeriana como *phu*, en referencia al olor acre y almizclado de sus raíces medicinales. (A los gatos también les gusta esta raíz aromática, que les altera de manera similar a la hierba gatera.)

Usos medicinales de la valeriana

Hace más de un milenio que se recurre a la valeriana para calmar la tensión nerviosa, los espasmos musculares, la ansiedad y el insomnio. La eminente herbolaria alemana Hildegard von Bingen la recomendaba como ayuda para dormir en el siglo XII. En 1820, la valeriana se incluyó como tranquilizante en la farmacopea de Estados Unidos. También constó en el *National Formulary*, la guía de los farmacéuticos, hasta 1946. Con la aparición de los sedantes sintéticos farmacológicos en los años cuarenta, el consumo de valeriana bajó en Estados Unidos, pero su popularidad en Europa se mantiene viva.

Estudios científicos han demostrado que la valeriana acorta el tiempo necesario para conciliar el sueño, reduce la frecuencia de desvelos nocturnos, rebaja la tensión del sistema nervioso y la ansiedad y mejora en general la calidad del sueño. Tras muchos estudios, en 1985 la Comisión E alemana aprobó la inclusión de la valeriana a la lista de plantas medicinales que ayudan a dormir. La valeriana también está regularizada como sedante sin receta en Francia, Italia, Suiza y Bélgica.* Hoy en día, la valeriana es una de las plantas medicinales que se prescribe más frecuentemente para el insomnio. También se recomienda para la ansiedad, la tensión y los dolores de cabeza y trastornos digestivos relacionados con el estrés.

Estudios científicos sobre la valeriana

Aunque la valeriana muestra claramente unas potentes propiedades tranquilizantes, los investigadores no saben exactamente cómo pro-

---

* En España, la Agencia Española del Medicamento ha autorizado la comercialización de cuarenta y tres medicamentos (no todos ellos comercializados) cuyo principio activo es la valeriana, indicados para el tratamiento sintomático de los estados de excitabilidad, nerviosismo y trastornos del sueño, y que pueden obtenerse sin receta médica.

duce sus efectos sedantes. Abundan las teorías, y más de una puede ser correcta. Los científicos han descubierto que un componente o más de la valeriana está ligado con los receptores de benzodiazepina en el cerebro, de un modo similar a la acción de medicamentos sedantes como el diazepam (Valium). Por otro lado, otro componente de la valeriana podría bloquear la absorción por parte del cerebro de la serotonina del mismo modo que la fluoxetina (como el Prozac) y otros antidepresivos. Algunos componentes de la valeriana investigados por los científicos son el ácido valerénico, los valepotriatos y los aceites esenciales que dan a la planta su olor característico.

Algunos estudios, la mayoría europeos, han confirmado la utilidad de la valeriana como ayuda para dormir. Cinco experimentos realizados con placebo y varios estudios multicentro con más de once mil personas han demostrado que la valeriana tiene un efecto sedante y mejora la calidad del sueño. En un estudio realizado en Alemania, los investigadores dieron o bien un extracto de valeriana o bien un placebo una hora antes de ir a dormir a ciento veintiuna personas con insomnio. La mayoría de los participantes que recibieron el extracto experimentaron una mejora significativa en la calidad de su sueño. En otro estudio realizado también en Alemania, sesenta y ocho adultos con insomnio crónico recibieron o bien una combinación de extracto de valeriana y melisa (ver el capítulo anterior para más detalles sobre la melisa) o bien un placebo. Los que tomaron la combinación de plantas medicinales se dormían más rápidamente, dormían más rato y experimentaban una mayor sensación de bienestar.

Otros estudios clínicos han mostrado resultados positivos similares al comparar la valeriana con medicamentos de farmacia de la clase de las benzodiazepinas. En una prueba doble ciego realizada durante veintiocho días con setenta y cinco personas con insomnio,

No se conoce exactamente cómo produce sus efectos sedantes la valeriana, pero algunos estudios han confirmado su utilidad como ayuda para dormir

se demostró que la valeriana era tan eficaz como sedante como el oxazepam. Otro estudio doble ciego realizado con cuarenta y seis pacientes con insomnio demostró que una combinación de plantas medicinales de valeriana y lúpulo era tan eficaz como el sedante bromazepam. Aunque parece que la valeriana tiene los mismos efectos tranquilizantes sobre el sistema nervioso, es mucho más suave y segura que las benzodiazepinas, que tienen serios efectos secundarios, como mala coordinación, mareos, cambios de humor y posible adicción (ver el capítulo «Medicamentos para dormir. ¿Por qué deberías evitarlos?», página 177). La valeriana no es adictiva, y la suspensión de su consumo no provoca síntomas de abstinencia como insomnio, náuseas y agitación que sí se asocian con las benzodiazepinas.

Cómo utilizar la valeriana

La valeriana se puede tomar como infusión, aunque su olor y sabor acres hacen que muchas personas no se animen a beberla. Para preparar infusión de valeriana, pon una cucharadita de raíz molida y desecada en una taza con agua hirviendo; tápalo y déjalo reposar durante diez minutos; cuela la infusión y endúlzala si lo deseas. Para favorecer la conciliación del sueño por la noche, bebe una taza de esta infusión media hora antes de ir a dormir.

Muchas personas prefieren tomar un extracto líquido concentrado o cápsulas de raíz de valeriana en polvo para tratar el insomnio. Toma entre media y una cucharadita de extracto, o 300-500 mg de raíz en polvo encapsulado, media hora antes de acostarte. Te puede costar hasta cuatro semanas estabilizar los patrones de sueño; algunos estudios han demostrado que la eficacia de la valeriana incrementa con el tiempo. Es exactamente el resultado opuesto al obtenido con muchos medicamentos convencionales para el sueño, cuya efectividad tiende a disminuir con el uso continuado.

Precauciones sobre el uso de la valeriana

La valeriana es segura cuando se utiliza según nos indican, pero es mejor tomar nota de las siguientes precauciones:

- Ocasionalmente puede provocar molestias estomacales. Si esto sucede, toma la planta junto con un tentempié (quizás un par de galletas saladas).
- Como con cualquier sedante potente, la valeriana no debería tomarse dos horas antes de conducir o manipular maquinaria.
- Cuando se toma según las recomendaciones, la valeriana no produce la confusión típica que los sedantes que necesitan receta provocan por las mañanas. Sin embargo, tomar grandes cantidades de la planta sí puede provocarla.
- Aunque la valeriana no es peligrosa cuando se combina con bebidas alcohólicas (como sí lo son los sedantes que necesitan receta), debes ser consciente de que la planta puede intensificar los efectos del alcohol.
- Si tomas sedantes por prescripción médica, consulta a tu médico antes de tomar valeriana, porque combinarlos puede magnificar sus efectos.
- Es interesante apuntar que en algunos casos anecdóticos la valeriana ha causado estimulación en lugar de sedación. A pesar de que es poco probable que esto suceda, cambia de planta medicinal sedante si experimentas este efecto paradójico.

KAVA

La kava *(Piper methysticum)*, llamada a veces kava kava, se ha cultivado durante siglos en la Polinesia. Se trata de un gran arbusto perenne de la familia de los pimientos, con unas bonitas hojas en forma de corazón. Su raíz es la parte que se utiliza con fines médicos, en ceremonias y socialmente. Su nombre latino *methysticum* deriva del griego *methys*, que significa *embriagado*, lo que describe los efectos de la planta si se toma en grandes cantidades.

La kava se ha utilizado como planta ceremonial durante cientos de años en las islas del Pacífico. En las reuniones, los jefes y ancianos beben un par de rondas de raíz de kava, rallada o molida, con leche de coco o agua y servida en una cáscara de coco. La planta tiene un efecto calmante y promueve una buena atmósfera.

En el siglo XVIII, en uno de sus viajes al sur del Pacífico, el explorador británico James Cook y su tripulación fueron invitados a participar en una de estas ceremonias y fueron los primeros occidentales que explicaron los ligeros efectos embriagadores de la kava. Los isleños también recurren a esta planta en situaciones mucho menos formales, igual que hacemos los occidentales con el alcohol, usándola como relajante y en eventos sociales.

Usos medicinales de la kava

La kava se utiliza principalmente para tratar la ansiedad, el estrés y el insomnio. La planta tiene un ligero efecto tranquilizante similar al del diazepam. Sin embargo, la kava no es adictiva, y en dosis normales provoca una sensación general de bienestar en lugar de sedación.

La kava es cada vez más popular en Occidente por su capacidad de aliviar inmediatamente el estrés. A diferencia de los tranquilizantes que necesitan receta médica, la kava calma la mente sin afectar la capacidad de concentración. También funciona como relajante muscular suave y contra el dolor, y se prescribe para tratar trastornos crónicos como la fibromialgia (ver «Fibromialgia», página 53). En grandes dosis, la planta funciona como sedante y es útil para tratar los trastornos del sueño.

La kava se tiene por un planta segura desde hace mucho tiempo y, partiendo de la base de varios estudios dobles ciegos, fue aprobada por la Comisión E de Alemania en 1990 para el tratamiento de la ansiedad, el estrés y la agitación.

Sin embargo, recientemente se ha asociado a casos raros pero potencialmente fatales de enfermedades del hígado (ver «Precauciones sobre el uso de la kava», página 109 y el recuadro «¿Es segura la kava?», páginas 108-109).

Estudios científicos sobre la kava

Los primeros estudios en laboratorio sobre la raíz de la kava, realizados en Alemania en los años cincuenta y sesenta, culminaron con la identificación y aislamiento de los componentes llamados kavalactonas, consideradas sedantes, relajantes de los músculos y eficaces contra el dolor. A pesar de ello, los científicos no están seguros de cómo se desarrolla la acción sedante de la kava.

Algunos investigadores han descubierto que afecta a los receptores del neurotransmisor ácido gamma-aminobutírico en el cerebro, lo que promueve una sensación de relajación. Otros estudios han demostrado que actúa sobre el sistema límbico del cerebro, una parte del cerebro que tiene influencia sobre las emociones. También se ha descubierto que bloquea la absorción de noradrenalina por parte de otras zonas del cerebro; la noradrenalina es una hormona que provoca la respuesta fisiológica al estrés (ver «El impacto del estrés», página 33).

Varios estudios han demostrado los efectos calmantes de la kava sobre la ansiedad y el estrés. En un estudio muy bien diseñado, realizado en Alemania con kava y placebo, se trabajó con un grupo de cien personas que padecían varias formas de ansiedad. Las que recibieron 300 mg de extracto de kava diariamente mostraron una ansiedad significativamente más baja al cabo de dos meses: habían reducido los síntomas de la ansiedad, como la agitación, el nerviosismo, las palpitaciones, las molestias intestinales, los mareos y el dolor del pecho.

En un estudio realizado en 1996 con cincuenta y ocho personas que padecían ansiedad, estas recibieron o bien 100 mg de kava tres veces al día o bien un placebo, y se medía su ansiedad con pruebas clínicas convencionales. Al cabo de solo una semana, los participantes que tomaban kava mostraron una mejoría en síntomas como el nerviosismo y la tensión; la mejoría en el grupo que tomaba kava siguió durante las cuatro semanas que se prolongó el estudio, sin efectos secundarios.

También se ha descubierto que la kava es tan eficaz como los medicamentos que se suelen prescribir para la ansiedad. En un estudio doble ciego realizado durante seis meses con ciento setenta y cuatro personas, se demostró que la kava reducía la ansiedad con tanta eficacia como las benzodiazepinas oxazepam y bromazepam.

¿ES SEGURA LA KAVA?

Aunque la kava está relacionada sin ninguna duda con unos pocos casos de toxicidad hepática, hasta la fecha ningún estudio científico ha demostrado que provoque daños en el hígado, de modo que la pregunta sobre la posible toxicidad de esta planta medicinal sigue sin respuesta. Por ejemplo, estos problemas podrían haber sido consecuencia de una interacción entre la kava y otros medicamentos; los afectados podían padecer una enfermedad hepática previa, como hepatitis; la toxicidad también podría haber sido desencadenada por un alto consumo de alcohol en algunos casos.

Merece la pena apuntar que la kava se ha consumido durante siglos en el sur del Pacífico sin que se haya informado de ningún efecto secundario negativo. Además, los estudios científicos realizados sobre la kava han mostrado solo algún efecto secundario menor (como malestar gastrointestinal) en un porcentaje muy bajo de personas. Por el contrario, es interesante apuntar que cada año se producen miles de casos de reacciones tóxicas y muertes por la ingestión de la aspirina común y el acetaminofeno (como el Tylenol).

Cómo utilizar la kava

La kava está disponible en una gran variedad de formas: extractos en polvo, extractos líquidos y cápsulas. *Advertencia:* No superes las dosis recomendadas y no tomes la planta durante más de cuatro semanas sin consultar a tu médico o farmacéutico (ver también «Precauciones sobre el uso de la kava», más adelante).

La kava se suele vender en forma de extracto procesado con la cantidad de kavalactonas por dosis que se indica en la etiqueta. Para el tratamiento de la ansiedad con kava procesada, la recomendación habitual es tomar 40-70 mg de kavalactonas tres veces al día. Cuando se toma la kava procesada específicamente como sedante para el insomnio, lo adecuado es tomar una dosis de aproximadamente 180-210 mg de kavalactonas media hora antes de ir a dormir.

De hecho, según un informe publicado en 2002 en *Annals of Internal Medicine*, una sobredosis de acetaminofeno es la principal causa de insuficiencia hepática aguda en Estados Unidos.

No hay duda de que la kava es una planta medicinal valiosa; se necesitan más estudios para determinar qué riesgos, si existe alguno, se asocian con la planta. Para estar seguros, sigue estas precauciones sugeridas por el Consejo Botánico de Estados Unidos:

- No tomes kava sin consultar antes a tu médico si tienes un historial de problemas hepáticos.
- No tomes kava si tomas cualquier medicina (con o sin receta) que tenga efectos adversos sobre el hígado.
- No tomes kava si consumes alcohol regularmente.
- No tomes kava diariamente durante más de cuatro semanas sin consultar antes a tu médico o farmacéutico.
- Deja de tomar kava inmediatamente y consulta a tu médico si tienes síntomas de toxicidad hepática: por ejemplo, orina marrón, ojos amarillentos, náuseas o vómitos, deposiciones pálidas, fatiga o debilidad no acostumbrada, dolores estomacales o abdominales, o pérdida de apetito.

Si escoges productos de kava no procesados, la dosis recomendada en general para la ansiedad es de una cápsula de 500 mg hasta tres veces al día, o entre 15 y 30 gotas de extracto líquido hasta tres veces al día. Para el insomnio, la recomendación más habitual es de dos cápsulas o media cucharadita de extracto líquido media hora antes de ir a dormir.

Precauciones sobre el uso de la kava

Un número creciente de informes de años recientes han levantado serias dudas sobre la seguridad del consumo de kava. En algunos casos, incluso a dosis normales, la kava ha podido provocar casos graves de toxicidad hepática (ver el recuadro superior «¿Es segura la kava?»). A la luz de estas preocupaciones sobre la toxicidad potencial de la kava para el hígado, es mejor consultar a un herbolario cualificado o a un médico o farmacéutico familiarizados con las plantas medicinales antes de consumir kava, especialmente si tienes en mente tomarla habitualmente.

- No debería tomarse kava junto con sedantes recetados por el médico, porque combinar sedantes químicos sintéticos y fitoterápicos puede intensificar los efectos sedantes.
- La kava puede provocar molestias gastrointestinales. Para evitarlo, toma la planta con las comidas o con un tentempié.

Una planta medicinal para problemas de sueño asociados con los trastornos afectivos

La depresión y la ansiedad suelen estar implicadas en los trastornos crónicos del sueño. Si le dices a tu médico que tienes problemas para dormir, lo más probable es que te recete un antidepresivo o un sedante farmacológico. Estos medicamentos que se recetan habitualmente pueden ofrecer un alivio a corto plazo, pero a menudo tienen efectos secundarios desagradables y pueden ser peligrosamente adictivos. Y tampoco hacen nada para solucionar las causas subyacentes a los trastornos emocionales.

Muchas veces, las plantas medicinales pueden proporcionar un apoyo fisiológico extra que nos puede ayudar a reequilibrar el cuerpo y la mente, sin efectos secundarios peligrosos y sin riesgo de adicción. De todas las plantas medicinales antidepresivas, la hierba de San Juan es la más eficaz para aliviar la depresión y la ansiedad ligeras o moderadas. Al calmar el sistema nervioso, trabaja a nivel profundo para aliviar las disfunciones del sueño relacionados con estos dos trastornos. En este capítulo te enseñaremos de qué manera actúa la hierba de San Juan y las maneras más eficaces de utilizarla.

HIERBA DE SAN JUAN

La hierba de San Juan o hipérico *(Hypericum perforatum)* es una planta invasiva perenne originaria de Europa que fue introducida en América por los primeros colonos. Su llamativo aspecto durante el verano, con sus flores en forma de estrella y de un amarillo brillante, es una vista habitual en los márgenes de las carreteras y en los campos soleados. Antiguamente, en Europa se creía que ahuyentaba los malos espíritus. La planta ha sido utilizada con fines medicinales desde hace mucho tiempo para tratar varias enfermedades, como las lesiones nerviosas, las inflamaciones, la ciática, las úlceras, las quemaduras y la depresión.

La hierba de San Juan desempeña un papel destacado en la medicina natural en Europa, donde los médicos la suelen prescribir para tratar la depresión, la ansiedad y el insomnio. Es claramente el tratamiento más seguido para trastornos depresivos en Alemania, donde los médicos prescriben extractos de hierba de San Juan veinte veces más que fluoxetina (como Prozac), un antidepresivo farmacológico muy utilizado en Estados Unidos.

La hierba de San Juan, la depresión, la ansiedad y los problemas para dormir

Las personas que padecen trastornos depresivos suelen presentar un desequilibrio en los neurotransmisores del cerebro. Este desequilibrio químico se manifiesta en varios síntomas: físicamente, en cambios en la manera de dormir, el apetito y la energía; emocionalmente, en una sensación de desesperación o irritabilidad, o en una falta de interés en el trabajo, la socialización o los entretenimientos; y mentalmente, en dificultades para concentrarse o tomar decisiones. La hierba de San Juan se ha demostrado eficaz en el alivio de todos estos síntomas. Por consiguiente, esta planta medicinal se considera un tratamiento natural para la depresión ligera o moderada.

Probar la hierba de San Juan como una alternativa a los antidepresivos convencionales tiene todo el sentido del mundo. Los antidepresivos farmacológicos sintéticos provocan numerosos efectos secundarios, como la boca seca, náuseas, fatiga, dolores de cabeza, malestar gastrointestinal, trastornos del sueño y disfunción sexual. Por el contrario, la hierba de San Juan presenta poco riesgo de efectos secundarios y los que se han presentado (como el malestar estomacal) son menores. Además, esta planta medicinal cuesta mucho menos que los antidepresivos farmacológicos sintéticos y no necesita receta médica.

Se suelen recetar antidepresivos para tratar el síndrome de fatiga crónica, la fibromialgia y el trastorno afectivo estacional, tres enfermedades que implican importantes problemas de sueño (ver el capítulo «Otros trastornos y problemas relacionados con el sueño», página 41). Pero estos fármacos —especialmente los antidepresivos tricíclicos y los inhibidores de la monoaminooxidasa (IMAO)— son conocidas de hecho por reducir la calidad del sueño al interferir en la fase REM (ver «Las fases del sueño», página 12). Por otro lado, la hierba de San Juan facilita que se produzca un sueño reparador en conjunto y mejora especialmente la fase REM, ofreciendo una alternativa natural eficaz para tratar estas enfermedades que afectan al sueño así como para la depresión.

La hierba de San Juan facilita el sueño reparador y mejora en especial la fase REM, convirtiéndose en una alternativa natural eficaz para tratar las enfermedades que afectan al sueño y a la depresión

Si actualmente tomas una medicación farmacológica para un trastorno depresivo, no empieces a tomar hierba de San Juan sin consultar a tu médico, ya que combinar esta planta con los antidepresivos convencionales puede causar efectos secundarios no deseados. Nunca dejes de tomar los antidepresivos sin hablar antes con tu médico. Muchas personas han sustituido los medicamentos farmacológicos sintéticos por la hierba de San Juan, pero solo se debe hacer bajo supervisión médica (ver «Precauciones sobre el uso de la hierba de San Juan», página 122).

La ansiedad suele desempeñar un papel destacado en los trastornos depresivos, manifestándose en forma de agitación, irritabilidad e insomnio. Otros síntomas habituales de la ansiedad son la tensión muscular, los trastornos digestivos y las palpitaciones. Un cierto nivel de ansiedad es una reacción normal a ciertas situaciones —por ejemplo, la mayoría de la gente se siente ansiosa cuando se enfrenta a una situación peligrosa—, pero la ansiedad crónica o constante afecta a la calidad de vida y puede ser debilitante.

Los médicos suelen recetar benzodiazepinas como el diazepam (como el Valium) y el alprazolam para tratar la ansiedad y los problemas de sueño relacionados con ella (ver «Medicamentos habituales para problemas de sueño», página 178). Estos fármacos presentan numerosos efectos secundarios, como letargia, somnolencia y alteraciones mentales, y son potencialmente muy adictivos. Tomar benzodiazepinas también puede espolear la depresión. Un enfoque mucho más seguro para reducir la ansiedad y mejorar el sueño es seguir las sugerencias sobre estilos de vida que se presentan en este libro, asegurándose de evitar todos los estimulantes, incluida la cafeína (ver «Cafeína e insomnio», página 85). Se ha comprobado que la hierba de San Juan es tan eficaz como los medicamentos farmacológicos para aliviar la ansiedad crónica, pero sin efectos secundarios nocivos; debería considerarse su consumo junto con las sugerencias sobre estilos de vida que mencionábamos.

Cómo funciona la hierba de San Juan

Los componentes principales de la hierba de San Juan incluyen flavonoides, hiperforina, hipericina, seudohipericina, fenoles policíclicos, kaempferol, luteolina y biapigenina; los científicos todavía trabajan para determinar el o los principios activos. Originariamente se pensaba que la hipericina era el componente más significativo, pero hallazgos más recientes apuntan a la hiperforina como ingrediente responsable de los efectos beneficiosos de la planta para el humor, y posiblemente también de sus efectos sobre el sueño. Muchos productos comercializados de hierba de San Juan contienen cantidades específicas de hipericina e hiperforina.

Aunque numerosos estudios clínicos han demostrado la eficacia de la hierba de San Juan a la hora de aliviar la depresión, a los científicos les gusta tener un panorama exacto de cómo una planta afecta al cuerpo y el cerebro. Actualmente se investiga para identificar los principios activos de la planta y para esclarecer su manera de actuar. Las teorías son bastante complejas, ya que parece que la hierba de San Juan puede actuar de un modo algo indirecto para aliviar los síntomas de la depresión.

Las personas deprimidas suelen presentar bajos niveles de serotonina en el cerebro, que es el neurotransmisor que contribuye a la comunicación entre células nerviosas y también actúa como una de las sustancias químicas que hace que nos sintamos bien. Algunas investigaciones indican que la hierba de San Juan inhibe el índice de reabsorción de la serotonina por parte de las células del cerebro de modo similar a como lo hacen algunos antidepresivos (ver el recuadro «La hierba de San Juan no es un IMAO», página 116). Otra teoría sobre los efectos beneficiosos de la hierba de San Juan es que parece reducir los niveles de la interleucina-6, una proteína que participa en la comunicación entre células, tanto dentro como fuera del sistema inmunitario. Un nivel elevado de interleucina-6 parece estimular un incremento de cortisol y otras hormonas suprarrenales, que son indicadores biológicos de la depresión. Podría ser que la hierba de San Juan contribuyera a aliviar la depresión inhibiendo la interleucina-6 y así rebajando los niveles de cortisol.

Estudios científicos sobre la hierba de San Juan

Médicos alemanes realizaron un estudio con setenta y dos pacientes con depresión. Durante cuarenta y dos días les dieron, o bien 900 mg diarios de un extracto de hierba de San Juan procesado o bien un placebo. Los resultados de los pacientes en la escala de depresión de Hamilton (un test para medir el grado de depresión) bajaron en un 55 % entre los que tomaron la hierba de San Juan y solo un 28 % entre los que tomaron el placebo. Los pacientes que tomaron hierba de San Juan también mostraron una mejoría en los síntomas al cabo de solo una semana de tomar la planta, con picos significativos de respuestas positivas después de veintiocho y cuarenta y dos días. No se informó de que se produjera ningún efecto secundario.

LA HIERBA DE SAN JUAN NO ES UN IMAO

Antes se pensaba que la hierba de San Juan actuaba de modo similar a los inhibidores de la monoaminooxidasa (IMAO), un antiguo tipo de medicamentos antidepresivos. Por esta razón, se advertía a las personas que tomaban la planta que evitaran alimentos con niveles elevados del aminoácido tiramina (como el vino tinto, el queso seco y el chocolate), porque la interacción entre alimentos ricos en tiramina con los IMAO podía provocar niveles peligrosamente altos de presión sanguínea y síntomas como dolores de cabeza, palpitaciones y náuseas. Sin embargo, investigaciones más recientes no han confirmado que la hierba de San Juan sea un IMAO. En lugar de ello, ahora se piensa que actúa como otro tipo de medicamento antidepresivo desarrollado más recientemente, los inhibidores selectivos de la recaptación de serotonina (ISRS) que incrementan los niveles de serotonina en el cerebro.

Otros estudios amparan el uso de la hierba de San Juan tanto para la depresión como para la ansiedad; un efecto secundario beneficioso de la planta es que se ha descubierto que también mejora los patrones del sueño. De este modo, la hierba de San Juan también se utiliza para tratar el trastorno afectivo estacional y la fibromialgia (ver el capítulo «Otros trastornos y problemas relacionados con el sueño», página 41).

La hierba de San Juan comparada con los fármacos antidepresivos

En un estudio realizado en Alemania durante seis semanas con doscientos cuarenta pacientes con depresión ligera o moderada se les dio, o bien 500 mg al día de extracto de hierba de San Juan procesada, o bien Prozac (fluoxetina). Aunque los resultados de la escala de depresión de Hamilton afirmaron que ambos grupos de pacientes mostraban aproximadamente un 12 % de mejoría en los síntomas depresivos al final del periodo en estudio, los resultados de otra escala de valoración, la de Impresión Clínica Global, mostraron que la hierba de San Juan había sido significativamente más eficaz que el Prozac para aliviar la depresión de los pacientes. De las personas que tomaron hierba de San Juan solo seis se quejaron de efectos secundarios, limitados a molestias gastrointestinales, mientras que de las personas que tomaron Prozac, treinta y cuatro informaron de efectos secundarios en forma de trastornos gastrointestinales, vómitos, agitación, mareos y disfunción eréctil.

En un estudio realizado durante siete semanas por miembros del Hospital Episcopal de Saint John de Far Rockaway, Nueva York, y dirigido por el doctor Ronald Brenner, treinta pacientes con depresión tomaron, o bien 600-900 mg diarios de extracto de hierba de San Juan procesado, o bien el antidepresivo farmacológico Zoloft (sertralina). La depresión se medía según la escala de depresión de Hamilton y la escala de Impresión Clínica Global. Brenner documentó mejorías significativas en el grupo que tomaba hierba de San Juan al cabo de dos semanas. Al cabo de siete, los síntomas depresivos se habían reducido en una media del 47 % entre los pacientes que tomaban hierba de San Juan y en un 40 % entre los que tomaban sertralina. Dos de las personas que tomaban hierba de San Juan sufrieron mareos y dos de las personas que tomaban sertralina sufrieron náuseas o dolor de cabeza.

Dos estudios clínicos han demostrado que la hierba de San Juan es tan eficaz como el medicamento farmacológico Tofranil (imipramina), uno de los antidepresivos tricíclicos más recetados. El psiquiatra Michael Philipp y sus colegas del Instituto Imerem de Investigación Médica, Gestión y Biometría de Nuremberg (Alemania) dieron o bien 1.050 mg de extracto de hierba de San Juan, o bien imipramina, o bien un placebo diarios durante ocho semanas a doscientos sesenta y tres pacientes con depresión moderada. Los resultados mostraron que la hierba de San Juan era superior al placebo y comparable al medicamento farmacéutico sintético a la hora de aliviar los síntomas de los pacientes, según la escala de ansiedad de Hamilton, la escala de Impresión Clínica Global y la escala de autoevaluación para la depresión de Zung.

EFECTOS DE LA HIERBA DE SAN JUAN SOBRE LOS MEDICAMENTOS

Los Institutos Nacionales de Salud de Estados Unidos informaron a principios del año 2000 de que la hierba de San Juan podía reducir la eficacia de algunos fármacos. Parece acelerar la actividad en una secuencia metabólica clave, que es responsable de la falta de eficacia de varios tratamientos; es decir, hace que el cuerpo procese la medicación más rápidamente, lo que reduce el nivel de los medicamentos en sangre y su eficacia.

En consecuencia, la Agencia de Alimentos y Medicamentos de Estados Unidos (FDA) pidió a los profesionales de la salud que avisaran a los pacientes sobre el riesgo potencial de combinar esta planta con otros fármacos. Esto no significa que la hierba de San Juan no pueda ser utilizada nunca en combinación con otros medicamentos. Solo significa que, para estar seguros y evitar interacciones dañinas, se debe informar siempre al médico de las plantas medicinales y suplementos que se están tomando.

En concreto, se ha descubierto que la hierba de San Juan afecta al indinavir y otros inhibidores de la proteasa, que son medicamentos antivirales utilizados en el tratamiento de la infección por VIH. Aparentemente, la planta también afecta a la ciclosporina, utilizada para evitar el rechazo en pacientes trasplantados. Además, puede afectar el consumo de otros medicamentos inmunosupresores que actúan en la misma secuencia; entre ellos se encuentran las píldoras anticonceptivas, fármacos para rebajar los niveles de colesterol, como la lovastatina, para las enfermedades del corazón, como la digoxina, algunas medicinas para el cáncer, anticonvulsivos y anticoagulantes como la warfarina. Si estás tomando alguna de estas medicinas, tomar hierba de San Juan puede interferir en su eficacia y puede ser potencialmente peligroso.

Los pacientes que habían tomado hierba de San Juan presentaron un tercio de incidencias de efectos secundarios que los que habían tomado Tofranil; el efecto secundario más detectado era la sequedad de boca. Los investigadores apuntaron que la hierba de San

Juan es un tratamiento seguro para la depresión y que mejora la calidad de vida de los pacientes.

En otro estudio realizado durante seis semanas en Alemania, el doctor Helmut Woelk y sus compañeros de la Universidad de Giessen dieron diariamente, o bien 500 mg de extracto de hierba de San Juan procesado, o bien Tofranil (imipramina) a trescientos veinticuatro pacientes con depresión ligera o moderada. Tanto la planta como el medicamento redujeron los síntomas depresivos de los pacientes a la mitad. Sin embargo, la hierba de San Juan era mejor para reducir los síntomas de ansiedad. Los investigadores también apuntaron que casi la mitad de los participantes en el estudio experimentaron efectos secundarios al tomar imipramina (especialmente sequedad de boca y náuseas), mientras que solo el 20 % de los que habían tomado hierba de San Juan habían experimentado efectos secundarios (sobre todo sequedad de la boca).

Además, un estudio publicado por el *British Medical Journal* analizó treinta y tres ensayos clínicos que habían implicado a mil setecientos cincuenta y siete pacientes con trastornos depresivos entre ligeros y moderadamente graves. El informe concluía que los extractos de hierba de San Juan eran significativamente superiores al placebo a la hora de aliviar la depresión y tan eficaces como los antidepresivos convencionales.

Un desafío para la hierba de San Juan

En 2001, un estudio publicado en el *Journal of the American Medical Association* discutió la eficacia de la hierba de San Juan y los titulares de los diarios que siguieron a este estudio remarcaron que se había descubierto que la planta era inútil para el tratamiento de la depresión. Resulta, sin embargo, que el estudio era muy engañoso, ya que fue realizado con pacientes que padecían depresión aguda. Nunca se ha pretendido que la hierba de San Juan sea el tratamiento más eficaz para la depresión aguda; más bien, ha sido recomendada para tratar depresiones ligeras o moderadas, para las cuales numerosos estudios clínicos han demostrado no solo que es tan eficaz

119

como los antidepresivos sintéticos, sino que sus efectos secundarios son menores y mucho menos graves. (Incluso este informe controvertido reconocía que algunos de los pacientes con depresión aguda había encontrado beneficioso el consumo de hierba de San Juan. Es también importante apuntar que el estudio fue financiado y organizado por Pfizer, la misma empresa farmacéutica que fabrica el Zoloft, uno de los antidepresivos convencionales más recetados.)

Cómo utilizar la hierba de San Juan

La hierba de San Juan se presenta en una variedad de formas: infusiones, cápsulas, píldoras y extractos líquidos; tradicionalmente se ha tomado en forma de infusión y como tintura (un extracto líquido apto para el consumo que se obtiene al machacar la planta y embeberla en alcohol). Las infusiones de hierba de San Juan no están recomendadas para tratar la depresión, porque el o los supuestos principios activos no se extraen adecuadamente en agua caliente. Las tinturas, etiquetadas como extractos líquidos por los fabricantes, extraen los activos químicos de modo más adecuado. Por supuesto, esto depende de la calidad inicial de la planta y el cuidado del fabricante durante el proceso, de modo que la cantidad de principios activos en los extractos líquidos puede variar mucho. Si quieres probar un extracto líquido no procesado de hierba de San Juan, la Herb Research Foundation de Colorado sugiere que tomes entre veinte y treinta gotas tres veces al día diluidas en una pequeña cantidad de zumo o de agua caliente, en las comidas.

Todos los estudios científicos sobre la hierba de San Juan se han realizado con extractos procesados (tanto cápsulas como píldoras), lo que permite a los investigadores sostener la consistencia de sus ensayos. Aunque los productos de hierba de San Juan no tienen por qué estar procesados para ser eficaces, compra extractos procesados si quieres estar seguro de que tomas los niveles adecuados de componentes activos. Los extractos de hierba de San Juan se suelen procesar para que contengan un 0,3 % de hipericina y un 5 % de hiperforina.

La mayoría de investigaciones sobre la hierba de San Juan han dado a los participantes dosis de 900 mg diarios (normalmente en dosis de 300 mg tres veces al día). Algunas personas responden bien a menores cantidades de la planta y otras necesitan más; puedes ajustar la dosis según sea necesario. Es seguro consumir hasta 1.800 mg diarios de hierba de San Juan, pero deberías empezar a tomar la planta durante por lo menos dos meses en dosis convencionales de 900 mg. Para aumentar esta cantidad, añade 300 mg adicionales al día durante un mes y luego continúa cada mes incrementando 300 mg a tu dosis diaria si crees que es necesario (hasta llegar a 1.800 mg).

Conviene que recurras a un profesional de la salud familiarizado con la hierba de San Juan para acabar de determinar la dosis más apropiada para ti.

Es mejor tomar la hierba de San Juan en tres dosis iguales, una con cada comida. Tomar esta planta medicinal con las comidas te ayuda a evitar la posibilidad de padecer trastornos digestivos, y tomarla a intervalos regulares durante el día ayuda a mantener un nivel estable de principios activos en el cuerpo.

¿Qué puedo esperar cuando tomo hierba de San Juan y cuánto tiempo debo consumirla?

Muchas personas notan una diferencia significativa al cabo de dos semanas de tomar hierba de San Juan y aseguran que han experimentado una mejoría en la calidad del sueño, los niveles de energía y el apetito. Sin embargo, no te desanimes si no notas cambios enseguida, ya que los efectos plenos de la hierba de San Juan pueden tardar varias semanas en aparecer.

El error más común cometido por las personas que ingieren suplementos naturales es no dar a la planta medicinal el tiempo suficiente para que surta el efecto deseado sobre el cuerpo. Espera resultados, pero sé paciente y dale una oportunidad tomando la planta medicinal durante seis semanas por lo menos antes de decidir si continuarás con el tratamiento o no.

También es importante que si tomas hierba de San Juan lo hagas regularmente, no solo cuando te sientas deprimido. La planta tiene un efecto acumulativo positivo sobre la depresión, de modo que interrumpir la dosis habitual puede disminuir los beneficios. No te preocupes, sin embargo, si se te olvida tomar una dosis; solo intenta mantener estable el ritmo de consumo y siempre puedes recurrir a una doble dosis si es necesario. Si no ves resultados positivos al cabo de seis u ocho semanas, es posible que el suplemento que estés tomando no contenga cantidades adecuadas de los componentes activos. Es por esta razón que es fundamental comprar productos fitoterápicos de calidad y de una empresa respetada (ver el «Apéndice»). Pide al médico, al farmacéutico o a un herbolario calificado que te orienten.

Es probable que cuando los síntomas depresivos desaparezcan y el sueño mejore, quieras empezar a disminuir la dosis de hierba de San Juan. Para la mayoría es mejor seguir tomando la planta medicinal por lo menos durante un mes después de que los síntomas depresivos hayan disminuido. Aunque en general no se producen efectos secundarios al interrumpir la ingesta de hierba de San Juan, es mejor hacerlo gradualmente, reduciendo la dosis de 300 en 300 mg durante unas semanas. Muchas personas toman hierba de San Juan por poco tiempo; otros están mejor al tomar la planta durante meses o años. La hierba de San Juan se puede utilizar con seguridad tanto tiempo como sea necesario (pero ver «Precauciones sobre el uso de la hierba de San Juan», a continuación).

Precauciones sobre el uso de la hierba de San Juan

La larga historia de seguridad de la hierba de San Juan la convierte para mucha gente en una alternativa valiosa a los antidepresivos farmacológicos. Ocasionalmente se presentan efectos secundarios, pero son raros y tienden a ser menores. La mayoría de las personas pueden consumir hierba de San Juan con toda seguridad. Pero como con cualquier planta medicinal o medicamento se deben observar las siguientes precauciones:

- Si estás embarazada no tomes hierba de San Juan sin consultar a tu médico.
- Algunas personas sufren malestar estomacal al tomar la planta. Tomar la hierba de San Juan con las comidas ayuda a prevenirlo.
- Es más raro que se experimenten reacciones alérgicas, fatiga o agitación. Si notas alguno de estos síntomas, consulta a un profesional médico para que te oriente antes de seguir tomando la planta.
- La hierba de San Juan es tóxica para el ganado porque puede provocar una fotosensibilidad aguda (una reacción adversa a la luz del sol) en los animales que pastan hierba. Aunque esta reacción es poco frecuente en humanos, se han registrado algunos casos de fotosensibilidad en personas que tomaban dosis terapéuticas de hierba de San Juan. Entre los síntomas de la fotosensibilidad se encuentran los sarpullidos, una propensión poco habitual a las quemaduras solares y dolores o quemaduras en la piel cuando se expone a la luz ultravioleta.

  Las personas de piel pálida son más vulnerables, igual que es muy probable que ya hayan experimentado reacciones a la luz ultravioleta al tomar otras medicaciones. Procura evitar la exposición excesiva al sol, las lámparas de bronceado y otras fuentes de luz ultravioleta mientras tomas hierba de San Juan.
- Si estás tomando antidepresivos, es fundamental que te asesore tu médico si estás interesado en probar la hierba de San Juan. No intentes interrumpir abruptamente tu tratamiento con antidepresivos; si quieres desengancharte de la medicación farmacológica debes consultar con tu médico. Debes ser consciente de que en algunos casos (especialmente las personas con graves depresiones crónicas o con trastorno bipolar) la medicación farmacológica es necesaria.

Suplementos especiales para problemas específicos relacionados con el sueño

Parece una idea sensata intentar mejorar nuestra salud y bienestar complementando la reserva de cimientos nutricionales de nuestro cuerpo como las vitaminas y los minerales; sin embargo, seguir este principio para los componentes producidos o utilizados por el cerebro parece más complicado. Afortunadamente para muchas personas que tienen que lidiar con problemas relacionados con el sueño, es posible complementar nuestra reserva innata de ciertas sustancias implicadas en la regulación del ciclo sueño/vigilia que se produce en el cerebro. En este capítulo, hablaremos más de la hormona melatonina y de un componente bautizado con el complicado nombre de 5-hidroxitriptófano.

En los últimos años se ha hablado mucho de la melatonina como tratamiento para el jet lag, el insomnio e incluso para el envejecimiento. Esta hormona fascinante parece ofrecer bastantes beneficios para la salud y los investigadores siguen trabajando para determinar exactamente cómo funciona y para qué situaciones es beneficiosa. Hasta la fecha, varios estudios han verificado que la melatonina es una ayuda eficaz para muchos trastornos del sueño.

El 5-hidroxitriptófano o 5-HTP es una sustancia química producida por el cuerpo que desempeña un papel esencial en la regulación del estado de ánimo y del sueño. Tomar suplementos de 5-HTP puede ayudarnos a aliviar el insomnio y también a disipar la depresión, que a menudo contribuye a que tengamos trastornos del sueño.

125

Hasta hace muy poco, la función de la glándula pineal, una estructura con forma de guisante que se encuentra en la base del cerebro, era un misterio para los científicos. Actualmente se sabe que esta glándula es fundamental para regular ciertas hormonas y nuestro reloj biológico. Nuestros ritmos circadianos vienen marcados por las fluctuaciones de la melatonina, que es segregada por la glándula pineal y tiene un papel especialmente importante en la regulación del ciclo sueño/vigilia. De hecho, la melatonina se puede considerar como la ayuda para dormir que produce el cuerpo de forma natural.

La producción de esta hormona es una danza compleja que nos liga a la salida y la puesta del sol. Durante el día, los niveles de melatonina en el cuerpo son tan bajos que es difícil detectarla; pero al anochecer, la luz decreciente espolea la glándula pineal para que empiece a segregar esta hormona. En concordancia con los ritmos circadianos interrelacionados, la temperatura corporal empieza a bajar y el estado de alerta se desvanece mientras nuestro cuerpo se prepara para el descanso. Durante la noche, mientras dormimos, la melatonina fluye por el torrente sanguíneo, el nivel está en su grado máximo hacia las dos de la madrugada entre las personas jóvenes sanas y hacia las tres en las personas mayores. Después del punto más alto, los niveles de melatonina bajan rápidamente, lo que ayuda al cuerpo a prepararse para levantarse por la mañana.

Los niños tienen los niveles más altos de melatonina, pero su producción empieza a descender abruptamente en la pubertad. A partir de ese momento, la cantidad de melatonina producida por la glándula pineal varía mucho entre individuos; para algunos, los niveles de la hormona disminuyen de modo significativo con la edad, lo que puede ser la razón de que muchas personas tengan dificultades para dormir cuando se hacen mayores. Un suplemento de melatonina puede ayudarnos a mejorar la calidad del sueño y restaurar un ciclo normal de sueño/vigilia, mejorando así la calidad de vida en general. Los suplementos de melatonina son especialmente útiles para las personas cuyo patrón natural de sueño ha sido alterado por factores como el jet lag, el trastorno afectivo estacional, los cambios de turnos en el trabajo y quizá también la depresión (ver los capítulos «El insomnio y sus principales causas», página 23, y «Otros trastornos y problemas relacionados con el sueño», página 41).

Se sigue investigando sobre la melatonina y su relación con muchos aspectos de la salud. Los estudios indican que esta importante hormona puede inhibir el desarrollo de la arteriosclerosis, reducir los niveles de triglicéridos en sangre y reforzar la inmunidad. Estudios realizados con animales han llegado a sugerir que la melatonina tiene el potencial de incrementar la esperanza de vida.

Cómo funciona la melatonina

El jet lag producido por el cambio de zonas horarias es una causa habitual de trastornos en los ritmos circadianos, pero cualquier cosa que interfiera en los patrones normales de sueño tiene como consecuencia un trauma fisiológico comparable. Trabajar en turno de noche o simplemente permanecer despierto toda la noche provoca síntomas similares a los del jet lag (ver «Problemas de sueño de la vida contemporánea», página 30) porque afecta la producción de melatonina de nuestro organismo, alterando el reloj biológico. Muchas otras cosas, entre ellas el estrés emocional y el envejecimiento, pueden influir en la producción de melatonina. La falta de esta importante hormona afecta negativamente numerosas funciones mentales y fisiológicas. Por ejemplo, la memoria, la toma de decisiones y la claridad de pensamiento se ven profundamente afectadas por una disminución de melatonina. Hoy en día los científicos saben que el pulso de melatonina —el ritmo al cual se segrega la melatonina— está íntimamente implicado en la regulación del sistema neuroendocrino. La fatiga, el insomnio, el dolor de cabeza, la irritabilidad, el estreñimiento y la reducción de la inmunidad también son efectos secundarios habituales cuando el reloj biológico se encuentra desequilibrado.

Como en la mayoría de procesos fisiológicos, el pulso de melatonina varía de individuo a individuo. Puedes manipular la luz y la oscuridad en tu entorno para ayudarte a incrementar la producción natural de esta hormona fundamental. La cantidad de melatonina segregada varía en función de la cantidad de luz a la que estamos expuestos, de modo que la glándula pineal producirá más melatonina si dormimos en una habitación completamente oscura. Para oscurecer al máximo nuestro dormitorio podemos invertir en cortinas o persianas, o utilizar una máscara que nos cubra los ojos (una solución excelente cuando viajamos y no podemos controlar la cantidad de luz en la habitación donde dormimos). Pasar un rato a la luz del sol cada día —preferiblemente por la mañana— también ayuda a regular la producción de melatonina.

Muchas personas han descubierto que tomar suplementos de melatonina les ayuda a restablecer un ritmo circadiano saludable, lo que mejora los patrones y la calidad del sueño. Parece que tomar melatonina por la noche también fortalece el estado de alerta al día siguiente, así como reduce la fatiga de media tarde y el deseo de dormir una siesta.

Estudios científicos sobre la melatonina

Muchos estudios científicos han demostrado que la melatonina es útil para restablecer unos patrones de sueño normales, especialmente cuando los ritmos circadianos se han visto alterados por irregularidades en el horario o simplemente por el proceso natural de envejecimiento.

En un estudio doble ciego realizado en 1998 y publicado en *Chronobiology International*, los investigadores evaluaron a trescientas veinte personas divididas en cuatro grupos que recibieron diariamente una dosis de 5 mg de melatonina estándar, 5 mg de melatonina de liberación lenta, 0,5 mg de melatonina estándar o un placebo durante cuatro días después de un viaje en avión. El grupo a quien se dio 5 mg de melatonina estándar necesitó menos tiempo para quedarse dormido, durmió mejor y estaba más energético durante el día que los otros tres grupos. Otro estudio doble ciego, esta vez realizado con miembros de tripulaciones de avión, descubrió que los participantes descansaban mejor cuando se les daba 10 mg de melatonina, comparados con un placebo, y que los resultados con melatonina eran tan buenos como con el sedante farmacológico zopiclona.

Ciertos investigadores han descubierto que la melatonina sirve para mejorar el sueño entre los ancianos, que frecuentemente experimentan trastornos; algunos estudios han atribuido varios efectos beneficiosos a los suplementos de melatonina, entre ellos una necesidad menor de tiempo para quedarse dormido y una reducción de los desvelos nocturnos. La melatonina también es beneficiosa para los niños que padecen trastornos crónicos del sueño. En 2001, una investigación doble ciego publicada en el *Journal of Child Neurology* evaluó a cuarenta niños que habían tenido problemas para conciliar el sueño por la noche por lo menos a lo largo de un año antes de la realización del estudio. Se dio a los niños, o bien 5 mg de melatonina, o bien un placebo durante cuatro semanas, y aquellos que tomaron melatonina experimentaron una mejoría que resultó significativa, siendo capaces de quedarse dormidos más rápidamente. *Advertencia:* No se ha establecido todavía la seguridad a largo plazo de la melatonina (ver el recuadro «Precauciones sobre el uso de melatonina a largo plazo», página 132). Si deseas recurrir a la melatonina para tratar las dificultades del sueño de un niño consulta antes con tu médico.

En un estudio muy interesante, los investigadores descubrieron que la melatonina es también útil para las legiones de personas que permanecen despiertas hasta altas horas durante los fines de semana, y luego tienen problemas para dormirse a una hora razonable los domingos por la noche. Los investigadores descubrieron que el momento óptimo para tomar la melatonina en estos casos de «insomnio de fin de semana» es aproximadamente cinco horas y media antes de la hora en que deseas acostarte el domingo por la noche.

Los suplementos de melatonina también se han demostrado eficaces para personas que no quieren tomar medicación convencional para dormir. En un estudio doble ciego publicado en 1999 en *Archives of Internal Medicine*, treinta y cuatro personas que recurrían habitualmente a las benzodiazepinas pudieron dejar de utilizar este medicamento farmacológico sustituyéndolo por 2 mg de melatonina cada noche. *Advertencia:* Si estás tomando sedantes farmacológicos sintéticos y estás interesado en pasarte a la melatonina, consulta primero con tu médico (ver «Precauciones sobre el uso de melatonina», página 132).

Cómo utilizar la melatonina

Los suplementos de melatonina se fabrican tanto naturalmente como sintéticamente. La melatonina natural deriva de extractos de glándulas pineales animales. En este caso, natural no es sinónimo de mejor, porque el tejido animal puede estar contaminado por virus. La melatonina sintética o farmacéutica es idéntica a nivel molecular a la melatonina natural, pero está hecha en el laboratorio y está libre de tejidos animales.

La melatonina se presenta en dos formas: melatonina estándar, a la cual se llama a veces de liberación rápida; y melatonina de liberación lenta (también llamada de liberación controlada), que libera pequeñas cantidades de la hormona a lo largo de unas cuantas horas. Algunas investigaciones indican que la melatonina de liberación rápida facilita que conciliemos el sueño más rápidamente y que la melatonina de liberación lenta nos ayuda a permanecer dormidos. La mejor manera de tomar melatonina para tu problema de sueño puede ser probar con una forma y luego, si no produce el efecto deseado, probar la otra.

La consideración más importante que debemos hacer a la hora de tomar melatonina es la hora en la que la consumimos. La melatonina debería tomarse siempre por la noche y preferiblemente antes de medianoche, porque es cuando la glándula pineal segrega la hormona de forma natural. Si programas correctamente la ingestión del suplemento de melatonina al ocaso contribuyes a la restauración y mantenimiento saludable de los ritmos internos y puedes incluso prevenir el jet lag y alteraciones similares del ritmo circadiano. Si tomas melatonina después de medianoche, corres el riego de alterar todavía más tu reloj interno y puedes encontrarte con que has provocado sin quererlo síntomas de jet lag.

Para un resultado óptimo, toma melatonina aproximadamente entre media hora y una hora antes de la hora en que quieres acostarte; recuerda tomarla de acuerdo con la hora deseada de ir a dormir en cualquiera que sea la zona horaria en la que te encuentres. Si estás viajando por un periodo de varios días o más, o a través de varios husos horarios, recurre a la melatonina durante cuatro o cinco días o hasta que te hayas aclimatado a la hora local. Incluso cuando tratas un caso «simple» de jet lag, toma melatonina durante cuatro o cinco días después del vuelo; para la mayoría de personas, es suficiente tiempo para que el reloj biológico se vuelva a equilibrar. La mayoría de personas que toman melatonina se levantan frescas al día siguiente —evidentemente, puedes sentir cierto cansancio relacionado con el estrés mismo del viaje.

La dosis adecuada de melatonina varía en función de las personas a causa de las diferencias individuales en la absorción y el metabolismo de la hormona. Los investigadores no han determinado una dosis óptima, pero en general la mayoría de individuos experimentan resultados positivos con entre 1 y 10 mg de melatonina para el jet lag u otras causas de insomnio. Empieza tomando 3 mg; si duermes bien pero te levantas adormilado, reduce la dosis a la mitad; si, por el contrario, tu sueño no mejora, incrementa la dosis en 3 mg cada noche (parando en el límite de 10 mg) hasta que consigas el efecto deseado.

Precauciones sobre el uso de melatonina

Generalmente se considera que la melatonina es un suplemento seguro (pero ver el recuadro «Precauciones sobre el uso de melatonina a largo plazo», a continuación).

Los investigadores han administrado una gran variedad de dosis de melatonina a los participantes en estudios, sin efectos negativos. Sin embargo, como hemos dicho antes, la cantidad óptima de melatonina es diferente para cada persona. Es mejor empezar con una dosis baja e ir incrementándola solo si es necesario. Sigue las siguientes precauciones cuando tomes melatonina:

- Demasiada melatonina puede provocar somnolencia al día siguiente, dolor de cabeza, depresión o trastornos intestinales.
- Obviamente, al tratarse de un suplemento que se toma para inducir el sueño, es lógico que tenga como efectos secundarios cierta somnolencia y un descenso de la atención. Por ello, no deberías conducir ni manejar maquinaria durante varias horas después de tomar melatonina.
- Si estás embarazada o dando de mamar a tu bebé o tienes una enfermedad crónica, consulta a tu médico antes de tomarla.
- Si estás tomando medicamentos farmacológicos y estás interesado en pasarte a la melatonina, consulta antes con tu médico para que te aconseje sobre cómo proceder.

El 5-hidroxitriptófano (5-HTP), como suplemento, deriva de la semilla de una planta de origen africano llamada griffonia *(Griffonia simplicifolia)*. En el cuerpo, el 5-HTP se crea como producto del metabolismo del aminoácido triptófano, cuando el triptófano da origen al neurotransmisor serotonina. Como hemos mencionado antes, los neurotransmisores son componentes que facilitan la comunicación entre células nerviosas y participan en la regulación de varias funciones corporales. La serotonina tiene un efecto enorme sobre nuestro estado de ánimo. Controla el humor, el comportamiento alimenticio y el sueño, y también regula la actividad de muchos otros neurotransmisores. El papel que desempeña el 5-HTP como precursor de la serotonina es la razón por la cual tomar suplementos de 5-HTP puede ayudarnos a superar trastornos del sueño.

Si tienes la cantidad adecuada de serotonina en el cerebro te sientes calmado, relajado y paciente. La serotonina también proporciona capacidad de concentración y sensación de optimismo, y nos permite dormir bien, recordar los sueños y evitar la sensación de necesitar comer carbohidratos en exceso. Si tenemos demasiada poca serotonina, es probable que nos sintamos deprimidos, ansiosos e irritables, tengamos antojo de comer dulces y alimentos ricos en carbohidratos, padezcamos insomnio y no nos acordemos de los sueños. Cuanto más bajo sea el nivel de serotonina en el cerebro, más graves tenderán a ser estos síntomas físicos y emocionales. Sin embargo, los problemas relacionados con la falta de serotonina varían según nuestras características bioquímicas y no todo el mundo experimenta los mismos síntomas. Aunque es poco probable padecer todos los síntomas típicos de la falta de serotonina, es probable que con un nivel bajo de serotonina padezcas más de uno.

No existen suplementos de serotonina porque solo puede ser fabricada por el cuerpo. Sin embargo, puedes incrementar su nivel si proporcionas a tu organismo los materiales que necesita para hacer este importante neurotransmisor, que es donde pueden intervenir los suplementos de 5-HTP.

Cómo funciona el 5-HTP

Los investigadores creen que al estimular la producción de serotonina, los suplementos de 5-HTP corrigen las deficiencias causadas por el estrés de larga duración. Muchos antidepresivos funcionan de modo similar al incrementar los niveles de serotonina en el cerebro (ver «Antidepresivos», página 179). Los suplementos de 5-HTP se utilizan sobre todo en casos de depresión, pero se ha descubierto que también son eficaces para tratar otros trastornos que a menudo acompañan a la depresión: por ejemplo, el insomnio, la ansiedad, las migrañas crónicas, la fibromialgia y algunos casos de obesidad.

Parece que la relación entre el 5-HTP y el insomnio es directa. El cuerpo convierte el triptófano en 5-HTP, y después el 5-HTP en serotonina (un regulador del ciclo sueño/vigilia en sí mismo), y entonces transforma parte de la serotonina en la hormona melatonina. Como hemos visto en este mismo capítulo, la melatonina ayuda a regular el reloj interno del cuerpo y también es esencial para el sueño.

Estudios científicos sobre el 5-HTP

Algunos estudios de corta duración han descubierto que el 5-HTP es tan eficaz contra la depresión como puedan serlo los fármacos antidepresivos convencionales. En un estudio realizado durante seis semanas, los investigadores dieron a sesenta y tres participantes, o bien 100 mg de 5-HTP tres veces al día, o bien 50 mg de fluvoxamina (un antidepresivo farmacológico) tres veces al día; el 5-HTP resultó tan eficaz como el medicamento y presentó menos efectos secundarios.

Además, un análisis de treinta y siete estudios publicado en 2000 en *The Alternative Medicine Review* indicó que el 5-HTP es beneficioso para pacientes con depresión leve o moderada. Tres de los estudios analizados mostraban que 200-600 mg de 5-HTP contribuían a mejorar la calidad del sueño al incrementar la fase REM, sobre todo.

A causa de sus efectos sobre los niveles de serotonina, el 5-HTP es un suplemento beneficioso para personas que padecen fatiga crónica y fibromialgia; los niveles bajos de serotonina están relacionados con los síntomas físicos y emocionales más graves de estas enfermedades. La investigación indica, por ejemplo, que el 5-HTP incrementa los niveles de tolerancia al dolor en personas con fibromialgia. En un estudio doble ciego realizado con cincuenta personas que padecían fibromialgia, los que tomaron 100 mg de 5-HTP tres veces al día durante treinta días mostraron un descenso significativo en sus dolores y puntos sensibles; una mejoría en el sueño, y una reducción de la rigidez matutina, la fatiga y la ansiedad.

La efectividad del 5-HTP para el tratamiento de la ansiedad no está tan clara. En un estudio doble ciego realizado con cuarenta y cinco personas que padecían trastornos de ansiedad, los participantes tomaron o bien 5-HTP o bien clomipramina, un medicamento contra la ansiedad, durante ocho semanas. Aunque el 5-HTP sí resultó eficaz, la clomipramina era mejor a la hora de aliviar los síntomas de la ansiedad. Sin embargo, al reflexionar sobre si recurrir a los fármacos convencionales o a los suplementos de 5-HTP es importante tener en cuenta que los efectos secundarios del 5-HTP son menores y menos graves (ver el capítulo «Medicamentos para dormir. ¿Por qué deberías evitarlos?», página 177).

Cómo utilizar el 5-HTP

Al empezar a tomar suplementos de 5-HTP a veces se producen casos de náuseas leves en las primeras semanas. Empezar con una dosis baja disminuye la probabilidad de la náusea, así como ingerir el 5-HTP junto con las comidas. También es buena idea tomar cápsulas o comprimidos con recubrimiento entérico para disminuir la probabilidad de molestias estomacales.

Para tratar la depresión, empieza tomando 50 mg de 5-HTP tres veces al día con las comidas o con un tentempié. Si no percibes resultados al cabo de dos semanas, incrementa la dosis hasta 100 mg tres veces al día.

TRIPTÓFANO, 5-HTP Y CONTAMINACIÓN POR PEAK X

En algunas remesas de triptófano, un aminoácido en forma de suplemento muy utilizado durante años para tratar la depresión y el insomnio, se encontró un componente tóxico. En 1989, el triptófano fue retirado del mercado después de que un lote contaminado fuera relacionado con una grave enfermedad de la sangre llamada síndrome de eosinofilia-mialgia, que afectó a unas mil quinientas personas, con un resultado de treinta y ocho muertos. Muchos expertos creen que la causa del problema fue un componente químico llamado Peak X, introducido por error por el fabricante.

El suplemento 5-HTP está fabricado de modo completamente distinto del suplemento de triptófano, de modo que es muy improbable que se produzca un caso de contaminación similar. Aunque parece que se produjo un incidente de contaminación de 5-HTP en 1994, el suceso no se ha repetido, y los fabricantes han tomado precauciones desde entonces para garantizar que sus suplementos no contengan Peak X.

Para tratar el insomnio, empieza tomando 100 mg de 5-HTP entre treinta y cuarenta y cinco minutos antes de meterte en la cama. Si no percibes resultados al cabo de unos días, incrementa la dosis gradualmente según sea necesario en incrementos de 50 mg, hasta un total de 300 mg el día. Para tratar la fibromialgia, empieza tomando 50 mg de 5-HTP tres veces al día con las comidas. Si no percibes resultados al cabo de dos semanas, incrementa la dosis a 100 mg tres veces al día.

Precauciones sobre el uso de 5-HTP

Aunque no se han descrito más efectos secundarios que las náuseas leves iniciales, un informe de hace unos años indicaba que algunos lotes de suplemento de 5-HTP estaban contaminados con una peligrosa sustancia química llamada Peak X (ver el recuadro superior). El 5-HTP se considera seguro, pero deberías leer las siguientes indicaciones antes de tomarlo:

- Si estás tomando antidepresivos u otros fármacos que incrementan los niveles de serotonina (como los medicamentos contra la migraña de la familia de los triptanes) no emplees el 5-HTP sin consultarlo antes con tu médico. Los suplementos de 5-HTP pueden intensificar los efectos de las medicinas que aumentan la serotonina. Demasiada serotonina puede provocar el «síndrome de la serotonina», que produce síntomas como agitación, aceleración del ritmo cardíaco, hipertensión arterial, pérdida de coordinación y confusión.
- Si estás tomando carbidopa, recetado a menudo para el parkinson, el 5-HTP puede provocar cambios en la piel similares al endurecimiento que provoca una enfermedad llamada esclerodermia.
- Si estás embarazada o das de mamar a un bebé consulta a tu médico antes de tomar 5-HTP.

Sencillas estrategias conductuales y cognitivas para dormir mejor

Como ya sabes por los capítulos «Por qué un buen descanso nocturno es esencial para tu salud» (página 11) y «Dieta y nutrición para un descanso reparador y una energía óptima» (página 63) de este libro, el insomnio está causado por una multitud de factores diversos. Ya tengan como origen el estrés, el estilo de vida o una enfermedad física o psíquica, las terapias que se concentran en cambios de comportamiento y cognitivos son casi siempre de ayuda a la hora de tratar los problemas de sueño. El éxito del tratamiento para el insomnio puede depender de que identifiquemos y cambiemos los comportamientos o incluso los patrones de pensamiento que interfieren en nuestro sueño.

Los tratamientos conductuales o cognitivos para el insomnio están diseñados específicamente para enseñar a la gente el arte de dormir bien. En este capítulo hablaremos de varios de estos métodos para mejorar el sueño. Algunas de las técnicas son simples ejercicios para aliviar la ansiedad y el estrés que puedes practicar a la hora de ir a dormir, mientras que otros son programas conductuales y cognitivos globales, pensados para tratar en profundidad trastornos del sueño muy arraigados.

CAMBIOS EN EL COMPORTAMIENTO E INSOMNIO

Los investigadores han descubierto que las terapias conductuales para el insomnio son más eficaces que las medicinas para todos los grupos de edad, incluidos los ancianos, que suelen ser los que más problemas tienen con los trastornos del sueño. Algunos estudios demuestran que por lo menos tres cuartas partes de los pacientes de insomnio tratados con terapias basadas en el comportamiento y sin medicinas presentaban una mejoría, y ello con una media de duración del tratamiento de solo un mes. Los estudios también han demostrado que la mayoría de personas que dependen de medicinas para inducir el sueño son capaces de dejar del todo o por lo menos reducir el consumo de somníferos después de un tratamiento conductual.

Pero ¿estas técnicas funcionan a largo plazo? En un estudio publicado en 1999 en el *Journal of the American Medical Association*, se comparó el tratamiento con medicinas y la terapia cognitiva-conductual en un grupo de setenta y ocho pacientes de insomnio con una media de edad de 65 años. Durante ocho semanas se ofreció a los participantes un tratamiento con fármacos, una terapia cognitiva-conductual o una combinación de ambos. Los investigadores descubrieron que los tres grupos de personas experimentaron una mejoría a corto plazo en el sueño, pero al cabo de dos años vieron que los pacientes que habían recibido la terapia cognitiva-conductual, con o sin medicamentos, eran más capaces de mantenerla. Está claro que la prevención o superación de un trastorno del sueño puede depender, en un gran número de casos, de la capacidad de cada individuo de relajarse y aprender patrones de sueño saludables.

Buenos hábitos relacionados con el sueño

La estrategia más sencilla de todas para un sueño saludable está relacionada con nuestros hábitos, las actividades y comportamientos básicos para dormir bien. De hecho, la práctica de unos buenos hábitos es beneficiosa para todas las personas interesadas en disfrutar de un descanso lo más reparador posible. Aplicar estos principios debería ser el primer paso a dar al tratar cualquier tipo de problema del sueño.

- Márcate una hora fija para ir a dormir y otra para levantarte y respétala tanto como puedas, incluso los fines de semana y en vacaciones. Aunque es tentador intentar recuperar el sueño perdido durmiendo más siempre que tienes la oportunidad, es más importante que entrenes tu cuerpo para despertarte a una hora constante para así estar listo para ir a dormir a la hora que te has marcado.
- Utiliza tu cama tan solo para dormir y para mantener relaciones sexuales. Evita ver la televisión, trabajar, estudiar, comer o hablar por teléfono desde la cama. Estas actividades estimulan el estado de alerta en lugar de permitir que el cuerpo y la mente se relajen y se preparen para dormir.
- Asegúrate de que tu dormitorio se encuentra a una temperatura confortable (lo mejor es que esté un poco frío: ver «Tu entorno y el sueño, página 28») y esté bien ventilado. Además, asegúrate de que está bien oscuro, lo que estimula la producción de melatonina y que se dé un sueño profundo y reparador.
- Evita dormir la siesta durante el día. Hacerlo puede parecer una buena idea cuando has dormido poco, pero de hecho contribuye al problema del insomnio. Recuerda que los objetivos de los buenos hábitos relacionados con el sueño son entrenar el cuerpo para dormir por la noche, y establecer y mantener un patrón de sueño regular.
- Haz ejercicio, por lo menos treinta minutos diarios. El ejercicio regular es una manera excelente de aliviar el estrés, la ansiedad y la depresión. Algunos estudios han descubierto que el ejercicio es tan beneficioso para facilitar el sueño como los medicamentos (ver el capítulo «Ejercicio físico y técnicas de relajación para mejorar la vigilia y el sueño», página 151). Pero no hagas ejercicio —especialmente un ejercicio vigoroso— en las tres horas previas a acostarte porque estarás demasiado enérgico como para conciliar el sueño.

- Acostúmbrate a hacer algo relajante durante la hora previa a meterte en la cama. Lee una novela, escucha una música suave, medita o practica alguna postura de yoga (ver los capítulos «Ejercicio físico y técnicas de relajación para mejorar la vigilia y el sueño» y «Técnicas sensoriales y de meditación para dormir y levantarse», página 163).
- Prepárate un baño caliente una o dos horas antes de ir a dormir. El baño cambia la temperatura de tu cuerpo y facilita la relajación. Pero no te bañes inmediatamente antes de acostarte, porque el calor extremo puede estimular un estado de alerta que no te conviene cuando intentas dormir. Sin embargo, un baño con sales de Epsom justo antes de ir a dormir puede ser profundamente relajante (ver «Hidroterapia», página 168).
- Ve a la cama a la hora que te has marcado, pero luego ignora el reloj. Gira el despertador cara a la pared de modo que no puedas ver qué hora es. Si tienes problemas para dormir, obsesionarte con la hora solo multiplicará el problema.
- Cena por lo menos tres horas antes de ir a dormir para dar tiempo a que tu cuerpo digiera antes la comida. Esta precaución también ayuda a prevenir el reflujo gastroesofágico (ver el capítulo «Otros trastornos y problemas relacionados con el sueño», página 41), que puede provocar ardor de estómago durante la noche. Sin embargo, un tentempié ligero antes de ir a la cama puede facilitar la conciliación del sueño y evitar las bajadas de azúcar en sangre que causan desvelos nocturnos (ver «Sugerencias dietéticas para dormir mejor», página 68). Evita los tentempiés azucarados, ya que pueden alterar los niveles de azúcar en sangre.
- Evita beber demasiado líquido durante la hora previa a acostarte para no tener que levantarte para orinar.
- Evita la cafeína en todas sus formas: café, té, chocolate, refrescos y algunas medicinas de las que se compran sin receta (mira si hay cafeína en los medicamentos que estés toman-

do). La cafeína no solo dificulta la conciliación del sueño, sino que también provoca desvelos nocturnos. Los efectos estimulantes de la cafeína pueden durar hasta veinticuatro horas, de modo que si tienes trastornos crónicos del sueño es mejor que la elimines completamente de tu vida (ver «Cafeína e insomnio», página 85).

- No bebas demasiado alcohol. Aunque el alcohol tiene un efecto sedante inicial que dura varias horas, puede provocar agitación y desvelos durante la noche (ver «Alteradores sutiles del sueño», página 84). Limita el consumo de alcohol a una copa de vino o un vaso de cerveza con la cena.
- Si fumas, déjalo. Además de provocar importantes problemas de salud, la nicotina es un estimulante que interfiere en el sueño.
- Pasa un rato al sol cada día —durante aproximadamente media hora— para regular la producción de hormonas (como la melatonina: ver los capítulos «Por qué un buen descanso nocturno es esencial para tu salud», página 11, y «Suplementos especiales para problemas específicos relacionados con el sueño», página 125) que ayudan a dormir bien. Es mejor que tomes el sol a primera hora de la mañana, que es la hora más eficaz para regular tu reloj corporal y es también la hora más segura para tu piel.
- Si al cabo de quince o veinte minutos de permanecer en la cama tienes problemas para dormir, levántate, ve a otra habitación y lee, escucha música suave o realiza cualquier otra actividad tranquila con luz tenue hasta que empieces a sentirte adormecido. No mires la televisión; es demasiado estimulante y el brillo de la pantalla puede espolear el insomnio. Si por alguna razón tienes un impedimento físico para levantarte de la cama, ten un libro aburrido al lado y lee con luz tenue.
- Si tienes problemas crónicos para dormir, prueba a dormir solo, especialmente las noches en que tengas insomnio. Dormir solo suele resultar más reparador que dormir acompañado.

Muchas veces, las personas que tienen problemas para dormir desarrollan una reacción adversa al sueño aunque se sientan cansadas. A causa de las experiencias negativas pasadas, asocian la acción de acostarse con los problemas para dormir y se sienten ansiosos en lugar de relajados. Permanecer despierto en la cama y preocuparse por no ser capaz de dormir exacerba esta forma de insomnio.

Muchos terapeutas especialistas en sueño recomiendan la terapia de control de estímulos, que se centra en romper los patrones de pensamiento negativo asociados con el insomnio aprendido. Los principios básicos de la terapia de control de estímulos son aprender a asociar el dormitorio con el sueño y eliminar las actividades o situaciones que espolean el insomnio. El protocolo (ver más abajo) incluye algunas de las mismas recomendaciones para unos buenos hábitos que hemos presentado antes en este mismo capítulo. Junto con el enfoque relacionado con el control de estímulos, técnicas como la relajación muscular progresiva (ver el capítulo «Ejercicio físico y técnicas de relajación para mejorar la vigilia y el sueño», página 151) o la meditación (ver el capítulo «Técnicas sensoriales y de meditación para dormir y levantarse», página 163) también pueden ser muy útiles para reducir la ansiedad o el estrés que perpetúa el insomnio aprendido.

- Para restablecer un ciclo sueño/vigilia saludable y regular, ve a la cama solo por la noche y solo cuando te sientas adormecido.
- Si sufres algún tipo de insomnio, es fundamental que utilices tu cama solo para dormir y para el sexo. No mires la televisión, leas, comas o trabajes en el dormitorio, porque todas estas actividades estimulantes espolean el insomnio.
- Si después de quince o veinte minutos de permanecer en la cama no te has dormido, levántate, ve a una habitación con luz tenue y haz algo relajante. Las mejores actividades para

esta hora son aquellas que dan sensación de calma y no son demasiado complicadas; intenta leer algo aburrido, escucha música suave o ponte sonidos relajantes. Tan pronto como te sientas adormilado, vuelve al dormitorio y métete en la cama.

- Si te despiertas por la noche y no puedes volver a dormirte en quince o veinte minutos, repite el mismo procedimiento. En las primeras fases de la terapia de control de estímulos, puede ser que necesites levantarte varias veces durante la noche. Para que funcione debes ser persistente.

- Es esencial que mantengas una hora fija para levantarte, no importa lo poco que hayas dormido durante la noche. Probablemente lo mejor es que programes el despertador. Esta regularidad en la hora de levantarte te ayudará a restaurar el reloj biológico y a entrenar el cuerpo para dormir por la noche.

- Por la misma razón, evita dormir la siesta durante el día. La siesta, especialmente por la tarde y al anochecer, interfiere en el sueño nocturno porque la conciliación del sueño depende directamente del tiempo pasado desde la última vez que hemos dormido.

Terapia de restricción del sueño

En algunos casos graves de insomnio, especialmente cuando los buenos hábitos, la terapia de control de estímulos y las técnicas de relajación no nos han sido de gran ayuda, puede ser útil recurrir a la terapia de restricción del sueño. Como en el caso de la terapia de control de estímulos, la restricción del sueño se basa en la idea de que el tiempo que pasamos en cama preocupados porque no podemos dormir incrementa la ansiedad y agrava la incapacidad para conciliar el sueño. Sin embargo, la estrategia de este enfoque sistemático es transformar este momento frustrante en un sueño productivo y tranquilo, limitando el tiempo pasado en cama a unas cuantas horas cada noche, creando una leve privación de sueño que generalmente facilita que nos quedemos dormidos finalmente. Cuando mejoran la conciliación del sueño y la continuidad, se alarga el tiempo pasado en cama hasta que se acabe por conseguir una noche entera de sueño reparador. Aunque a primera vista puede parecer lo contrario de lo que necesitamos, la terapia de restricción del sueño puede ser de gran ayuda para restablecer un patrón de sueño saludable.

El primer paso de la terapia es calcular tu tasa de eficiencia del sueño. Para hacerlo debes apuntar cada día el número de horas que pasas en la cama y el que realmente duermes. Calcula la media de horas que pasas acostado y el número de horas que pasas durmiendo; luego, divide las horas que duermes cada noche por las horas que pasas en la cama. El resultado es tu tasa de eficiencia del sueño, que se da como porcentaje. Por ejemplo, si pasas una media de ocho horas en la cama pero solo duermes una media de seis, divide seis entre ocho, lo que da como resultado 0,75, que es una tasa de eficiencia del sueño del 75 %. El objetivo de la terapia de restricción del sueño es conseguir una eficiencia del sueño de entre el 85 y el 90 %: es decir, estar despierto solamente entre un 10 y un 15 % del tiempo que pasamos en la cama.

Para empezar, debes reducir gradualmente el tiempo que pasas en la cama. La primera semana, acuéstate quince minutos más tarde de la hora habitual. Sigue apuntando las horas que pasas en la cama y las horas que duermes de modo que puedas calcular exactamente tu eficiencia de sueño semanal. Si en la segunda semana todavía no has alcanzado el 85 % de eficiencia, retrasa otros quince minutos la hora de ir a dormir. Durante este proceso, es fundamental que te levantes siempre a la misma hora.

Sigue reduciendo el tiempo que pasas en la cama en incrementos semanales de quince minutos, aunque te sientas cansado, hasta que tu eficiencia de sueño sea del 90 % (pero no reduzcas el tiempo en la cama a menos de cinco horas por noche, aunque no hayas alcanzado el 90 %). Una vez hayas llegado al objetivo del 90 %, aumenta gradualmente el tiempo que pasas en la cama cada noche, añadiendo incrementos de quince minutos cada semana hasta que tu tasa de eficiencia del sueño empiece a bajar del 90 % otra vez.

PASOS PARA DORMIR MEJOR
• Métete en la cama solo cuando tengas sueño. • Acuéstate y levántate siempre a la misma hora. • Utiliza tu habitación solamente para dormir y para mantener relaciones sexuales. • No duermas la siesta. • Practica deporte regularmente, pero durante las tres horas previas a acostarte evita los ejercicios excesivamente vigorosos. • Media hora antes de acostarte, realiza algún ritual relajante, como leer, escuchar música o tomar un baño caliente. • Duerme en una habitación fresca y bien ventilada. • Evita comer demasiado en las tres horas previas a acostarte. • Evita beber grandes cantidades de líquido una hora antes de acostarte. • Evita la cafeína en todas sus formas. • Evita la nicotina. • Evita beber demasiado alcohol.

En este punto, habrás identificado tus horas óptimas de sueño por noche; esta debería ser la cantidad de sueño que te permite sentirte fresco por la mañana.

Puedes recurrir a los principios de la terapia de control de impulsos para reforzar el proceso de la terapia de restricción del sueño. Por ejemplo, si vas a la cama y no te has dormido al cabo de quince minutos, levántate y haz algo relajante. Cuando vuelvas a sentirte adormilado, vuelve a la cama.

TERAPIA COGNITIVA Y PROBLEMAS DE SUEÑO

La terapia cognitiva, que implica identificar los patrones de pensamiento que crean estrés emocional y ansiedad, suele resultar de ayuda para tratar las depresiones. El enfoque cognitivo se basa en aprender nuevas formas de pensar para sustituir actitudes negativas con formas de pensamiento realistas y racionales. La terapia cognitiva también puede ser útil para personas que necesitan ayuda para cambiar sus pensamientos, creencias y actitudes que interfieren en unos patrones de sueño saludables. La terapia cognitiva se suele utilizar junto con las terapias conductuales como el control de estímulos, la relajación y la restricción del sueño para tratar el insomnio.

Muchas personas tienen una idea sobre el sueño, basada en lo que les han enseñado o en lo que creen que es «normal», que no es realista. Por ejemplo, la mayoría de las personas creen que ocho horas de sueño cada noche es una cifra normal y necesaria para todo el mundo. La realidad es que cada persona necesita una cantidad de horas diferente, y que la calidad del sueño es tan importante como la cantidad. Pero si estás absolutamente convencido de que necesitas ocho horas de sueño cada noche (aunque te levantes de forma natural al cabo de siete horas de dormir), es muy probable que pierdas una hora en la cama obsesionado con que no puedes dormir. Si simplemente aceptas que eres una persona que puede dormir menos de ocho horas y sentirse bien, no sufrirás esta ansiedad.

La terapia cognitiva puede ser útil para los que necesitan ayuda para cambiar los pensamientos, creencias y actitudes que interfieren en unos patrones de sueño saludables

Cuando la persona que padece insomnio empieza a ser consciente de los patrones de pensamiento negativos que contribuyen a la existencia de problemas de sueño, la terapia cognitiva también incluye el cambio de estos patrones. Por ejemplo, es posible que tengas pensamientos como «no seré capaz de dormir esta noche» o «siempre tendré problemas para dormir». Aprender a contrarrestar los pensamientos negativos con pensamientos positivos y realistas ayuda a aliviar la ansiedad que suele acompañar al pensamiento negativo y evita la creación de profecías autocumplidas sobre el insomnio. Ejemplos de pensamientos sustitutorios podrían ser: «Voy a escuchar mi música preferida, que seguro que me relaja y me permitirá dormir» y «estoy aprendiendo maneras positivas de cuidarme a mí mismo para que mi cuerpo pueda adoptar naturalmente un patrón de sueño saludable».

Si las preocupaciones en general son un factor decisivo del insomnio, te puede resultar beneficioso reservar un momento específico, quizás al anochecer, para revisar lo que has hecho durante el día y planear la jornada siguiente. Piensa en escribir un diario, como explicamos más abajo. Si dedicas un tiempo regularmente a pensar en ti mismo puedes prevenir que los pensamientos preocupantes surjan cuando te hayas acostado.

Escribir un diario para aliviar el estrés

Escribir un diario puede ser eficaz para ayudarte a dormir mejor, especialmente si tu problema de sueño depende de la ansiedad o la depresión. Los sentimientos no expresados suelen encontrarse casi siempre en la raíz del dolor emocional. Escribir un diario es una herramienta simple pero potente para disolver los bloqueos emocionales y trabajar el conocimiento de uno mismo. También puede ayudarte a trazar un plan para hacer cambios que te permitan llevar una vida más satisfactoria y reducir la sensación de estrés.

Si te tomas tu tiempo regularmente para eliminar pensamientos y preocupaciones agobiantes, es muy probable que duermas más tranquilamente. Algunos estudios han demostrado que las personas que empiezan a escribir un diario fortalecen el funcionamiento de su sistema inmunitario y son menos propensas a padecer enfermedades. Aunque no es necesario que escribas el diario siempre a la misma hora, sí que es útil reservar un tiempo constante para hacerlo. Te puede resultar más placentero escribir a primera hora de la mañana, con la cabeza clara y las impresiones e imágenes de los sueños todavía frescas; o puede ser que te guste más escribir justo antes de dormirte, como una manera de procesar los acontecimientos del día. Sea cual sea la hora que escojas, resérvate por lo menos un cuarto de hora para escribir.

Cuando escribas, no te preocupes por la gramática ni por la puntuación. Llegarás antes a tus sentimientos si pasas por encima del intelecto. Deja que los pensamientos e imágenes fluyan libremente desde la mente al papel por medio de la mano. Puede que te cueste unas cuantas sesiones llegar a sentirte cómodo escribiendo de esta manera, pero pronto descubrirás que cuando dejas correr libremente los pensamientos sobre el papel, llegas a conocer de una manera única el funcionamiento interno de tu mente. A medida que vayas avanzando en el proceso de escritura, irás reforzando la conexión con tu sabiduría interior, algo que te ayudará a aliviar el estrés y mejorar tu bienestar general.

Ejercicio físico y técnicas de relajación para mejorar la vigilia y el sueño

El ejercicio físico y las terapias de relajación, a menudo una conjunción de ambos, son útiles para rebajar la tensión muscular, el estrés físico y emocional y la ansiedad, que suelen interferir en el sueño. Cuando se practican antes de acostarse, los ejercicios de relajación ayudan a aliviar la tensión física y calman la mente, preparando el cuerpo para el descanso.

En este capítulo, hablaremos del deporte consciente, la relajación muscular progresiva, las respiraciones y algunos estiramientos de yoga aparentemente sencillos. Las sugerencias incluidas en este capítulo son complementos útiles de cualquier programa para dormir mejor en general; algunas son especialmente útiles para un trastorno en concreto. Prueba qué método te da más resultados para dormir mejor por la noche o para contrarrestar la somnolencia durante el día. Aunque la mayoría de ejercicios y técnicas de relajación requieren un poco de práctica y disciplina para que sean efectivos, los beneficios pueden ser importantes.

DEPORTE CONSCIENTE PARA ALIVIAR EL ESTRÉS

Una de las maneras más rápidas de aliviar la tensión y la ansiedad es por medio del deporte, que incrementa nuestra resistencia al estrés y nos ayuda a adaptarnos a los factores estresantes más rápidamente. La práctica de ejercicio físico espolea la liberación de endorfinas, las sustancias químicas naturales que segrega nuestro cuerpo para aliviar la ansiedad y que mejoran el humor y la sensación de bienestar general. El deporte moderado también metaboliza las hormonas del estrés como la adrenalina, ayudándonos a reducir inmediatamente el impacto físico y emocional del estrés. Acostumbrarse a practicar deporte a diario puede solucionar a largo plazo la gestión del estrés, al prevenir la acumulación de tensión física y mental.

Puedes aumentar los beneficios de la práctica regular de deporte si aprendes a hacerlo de manera consciente. Aunque por sí solo ya reduce la ansiedad y refuerza el cuerpo contra las enfermedades relacionadas con el estrés, como la hipertensión arterial y las enfermedades cardíacas, la combinación del deporte con aspectos de la meditación aumenta los beneficios psicológicos que acompañan a la actividad física. A menudo, las personas que están muy estresadas se encuentran con que se llevan los problemas dondequiera que vayan, también cuando practican deporte. Aprender a utilizar el poder de la mente de un modo positivo durante la realización de los ejercicios permite alcanzar un estado de calma más rápidamente. Si practicas deporte de manera consciente, también podrás enfocar los retos a los que te enfrentas bajo un prisma más positivo.

Para la práctica consciente del deporte, lo mejor es escoger una actividad aeróbica de baja intensidad que te permita moverte rítmicamente y no requiera concentración. Caminar es ideal, pero pedalear en bicicleta estática o nadar también funcionan. Escoge una palabra o una frase como una oración sencilla o un verso de un poema. Algunos ejemplos son «todo va bien», «estoy a salvo», «calma» o «paz». Mientras caminas, recita por dentro la palabra o frase escogidas una vez y otra al ritmo de tus pasos. Esta repetición mental te permite calmar la mente y prestar atención al movimiento de tu cuerpo y a tu respiración. Con la mente así dispuesta, fíjate en tus pasos y sigue repitiendo la palabra o frase. Cuanto más practiques, más fácil será este tipo de ejercicio consciente, hasta que te resulte natural dejar tus preocupaciones aparte.

Relajación muscular progresiva para el insomnio

Uno de los ejercicios más recomendados para el insomnio es la relajación muscular progresiva. Este ejercicio profundamente relajante te ayuda a liberar la tensión a través de un proceso sistemático de contracción y relajación de los músculos. El siguiente esquema describe la práctica de la relajación muscular progresiva paso a paso (te puede resultar útil grabar estas instrucciones y escucharlas antes de acostarte).

- *Túmbate en una posición confortable* y cierra los ojos. Inspira profundamente y expande el abdomen. Espira todo el aire lentamente, de modo que el abdomen se hunda hacia la columna. Respira un par de veces de este modo y concéntrate en el ritmo del aire que entra y sale de tu cuerpo. Al expulsar el aire, imagina que estás expulsando también la tensión y las preocupaciones.
- *Centra la atención en tus pies*. Curva los dedos de los pies cuando inhalas, aguanta la respiración por un momento y luego, cuando espires, relaja los pies.
- *Centra la atención en la parte baja de las piernas* y fíjate en cualquier signo de tensión en tus pantorrillas. Inhala, flexiona los pies y tensa suavemente las pantorrillas. Aguanta la inhalación por un momento y, mientras expulsas el aire, relaja las pantorrillas y siente como la tensión abandona tus pantorrillas fluyendo hacia los pies.
- *Centra la atención en la parte alta de las piernas* y fíjate en cualquier signo de tensión en los muslos. Inhala mientras tensas levemente los músculos de los muslos, aguanta la respiración por un momento y después, mientras expulsas el aire, relaja los muslos.
- *Respira otra vez profundamente y, mientras expulsas el aire*, siente como la tensión abandona tus muslos, baja hacia las pantorrillas y abandona el cuerpo por los pies.
- *Concéntrate en tus caderas y nalgas*, reposando sobre la super-

ficie donde te has recostado. Fíjate en cualquier signo de tensión en tus caderas y, mientras inhalas, tensa las nalgas. Aguanta la tensión durante un momento y, mientras expulsas el aire, relaja las nalgas y las caderas.

- *Concéntrate en la parte baja de tu espalda* y fíjate en cualquier signo de tensión en este punto. Inhala profundamente y arquea la parte baja de la espalda. Aguanta la respiración por un momento y luego relájate mientras dejas ir la tensión de este punto.

- Respira otra vez profundamente y deja que se libere cualquier signo de tensión en la parte baja de tu espalda, caderas, nalgas, muslos, pantorrillas y pies mientras expulsas el aire. Percibe y disfruta la sensación de relajación profunda que llega cuando liberas la tensión.

- *Céntrate ahora en tu espalda* y fíjate en cualquier signo de tensión. Inhala y tensiona levemente los músculos de la espalda levantando los hombros hacia las orejas. Aguanta la tensión por un momento y libérala mientras expulsas el aire.

- *Centra la atención en la parte alta de los brazos* y contrae levemente los músculos de esta zona mientras inhalas. Aguanta la contracción y luego relájate y deja ir la tensión cuando expulses el aire.

- Fíjate en cualquier signo de tensión en la parte baja de los brazos y las manos, inhala y aprieta las manos en un puño mientras tensas los músculos de los antebrazos. Aguanta la contracción por un momento y luego relaja los brazos mientras expulsas el aire.

- *Centra la atención en la espalda, partes alta y baja de los brazos y manos*, siendo consciente de cualquier signo de tensión restante. Respira profundamente y, mientras expulsas el aire, permite que la tensión fluya por los brazos y desaparezca por las manos.

- *Centra la atención en la parte alta de la espalda, cuello y cabeza* y percibe la superficie donde reposan. Fíjate en cualquier sig-

no de tensión en estas zonas del cuerpo. Contrae los músculos, inhala y aguanta la contracción por un momento. Con
una espiración profunda, deja que la tensión fluya hacia fuera de la parte alta de la espalda, cuello y cabeza. Respira profundamente otra vez y deja ir cualquier señal de tensión persistente.

- *Percibe cualquier signo de tensión en tu frente y alrededor de los ojos* y tensa estos músculos levemente mientras inhalas. Aguanta la tensión por un momento y luego libérala mientras expulsas el aire.
- *Traslada el centro de atención a la boca y la mandíbula* y, mientras inhalas, fíjate en cualquier signo de tensión en esta zona sin apretar la mandíbula. Mientras expulsas el aire, deja que tu mandíbula caiga levemente y relaja completamente la boca.
- Respira profundamente otra vez y aguanta el aire por un momento. Mientras espiras, libera cualquier signo de tensión que permanezca en el cráneo, cara, cabeza y cuello, y deja que fluya hacia tu espalda, a través de los brazos, las manos y los dedos.
- *Centra la atención en el pecho* y percibe su movimiento sutil mientras inhalas. Respira profundamente, expande el pecho arqueando suavemente la parta alta de la espalda. Aguanta el aire por un momento. Expulsa el aire y deja que la tensión fluya hacia fuera del pecho y baje por los brazos y dedos.
- *Centra la atención en el abdomen* y percibe como se expande cuando inhalas. Inspira profundamente, expandiendo tu abdomen tanto como puedas, y aguanta el aire por un momento. Expulsa el aire y con él cualquier signo de tensión en el área abdominal.
- Inspira profundamente e imagina que el aire llena tu cuerpo del todo con una relajación sanadora. Mientras expulsas el aire, visualiza cualquier signo de tensión persistente y expúlsalo del cuerpo. Sigue respirando relajadamente unos minu-

tos, disfrutando la profunda sensación de paz y relajación que queda después de liberar la tensión.

Ejercicios para problemas específicos del sueño

Todas las formas de ejercicios aeróbicos (como ir en bicicleta, bailar o nadar, por ejemplo) son eficaces a la hora de superar el insomnio. El ejercicio estimula la producción de neurotransmisores que influyen en el humor, los patrones de sueño e incluso el alivio del dolor, de modo que una actividad física regular puede ser de ayuda para aliviar los síntomas relacionados con el trastorno afectivo estacional, el síndrome de fatiga crónica, la fibromialgia y la menopausia; algunos ejercicios son especialmente útiles contra el síndrome de las piernas inquietas y los calambres nocturnos (ver más abajo). Además, el ejercicio como parte de una dieta para adelgazar puede mejorar o incluso resolver muchos casos de apnea del sueño relacionados con el exceso de peso (ver «Apnea del sueño», página 42).

- *Síndrome de las piernas inquietas.* Un actividad física moderada y regular —por ejemplo, un mínimo de media hora de caminata u otro ejercicio moderado, casi cada día de la semana— es una de las cosas más útiles que puedes hacer para aliviar las piernas inquietas. Evita permanecer sentado durante largos periodos, así como la inactividad y realizar un ejercicio extenuante, que pueden empeorar los síntomas.
- *Calambres nocturnos.* Si tu sueño se ve alterado por calambres nocturnos en las piernas, levántate de la cama e intenta realizar este estiramiento de pantorrillas. Ponte cara a una pared a una distancia de medio metro, adelanta un pie e inclínate hacia la pared, colocando las manos sobre ella. Ambos pies deben apuntar hacia la pared. Mantén la pierna de atrás estirada, flexiona la rodilla que tengas más avanzada e inclínate hacia la pared hasta que notes un ligero estiramiento en la parte trasera de la pierna recta. Mantén el estiramiento entre quince y treinta segundos. Cambia la posición

de las piernas y repite el estiramiento varias veces con cada pierna. Para evitar los calambres musculares, realiza este estiramiento cada noche antes de acostarte.

- *Trastorno afectivo estacional.* Algunos estudios han demostrado que una de las herramientas más eficaces para superar la depresión es el ejercicio físico regular. Son necesarios unos tres cuartos de hora de actividad aeróbica moderada para mejorar el estado de ánimo de modo significativo. Si padeces un trastorno afectivo estacional, te resultará especialmente útil practicar ejercicio al aire libre durante las horas de sol.
- *Síndrome de fatiga crónica y fibromialgia.* Si padeces alguna de estas enfermedades, es probable que una de las últimas cosas que te apetezca hacer es practicar deporte, pero es fundamental para recuperar la fuerza y la vitalidad. Caminar, ir en bicicleta y nadar son actividades ideales. Empieza con un objetivo razonable (quizás unos diez minutos al día) y luego aumenta gradualmente el tiempo dedicado al ejercicio físico. Verás cómo mejora tu nivel de energía. Es importante realizar ejercicios moderados y de manera constante. En cualquier caso, no te excedas.
- *Menopausia.* La práctica regular de deporte no es solo beneficiosa para mantener fuertes los huesos, sino para aliviar la ansiedad y los cambios de humor que a menudo acompañan la menopausia. Además, al regular los niveles hormonales, el ejercicio contribuye a aliviar los sofocos y el insomnio. Durante los años de menopausia, lo óptimo es realizar por lo menos media hora de ejercicio moderado un mínimo de cinco días a la semana.

EJERCICIOS RESPIRATORIOS PARA POTENCIAR LA PLACIDEZ Y LA VITALIDAD

La respiración es una de las herramientas más potentes de que disponemos para relajarnos, revitalizarnos y mejorar nuestra salud. La respiración nos conecta con la mente y el cuerpo; cuando centramos conscientemente la atención en la respiración, influimos inmediatamente de forma positiva en nuestro bienestar físico y emocional.

Aunque pensamos en la respiración (si es que pensamos en ella) como en una actividad inconsciente, a menudo es necesaria una práctica consciente para transformar los antiguos hábitos de respiración que incrementan la sensación de fatiga y de tensión en una manera nueva de respirar más saludable. Cuando te acostumbras a las técnicas, puedes utilizarlas en todas partes, en cualquier momento. Intenta respirar con la barriga para relajarte y como ayuda natural para dormir bien; o bien, si necesitas una inyección inmediata de energía, utiliza el ejercicio de respiración vigorizante (ver página 160) para incrementar rápidamente el nivel de oxígeno en el torrente sanguíneo. Si nunca has practicado una respiración profunda consciente, es probable que al principio te ruede un poco la cabeza. Practica estos ejercicios poco a poco y trabaja a un ritmo que te resulte cómodo.

Respirar con la barriga

Respirar con la barriga, también llamado respiración diafragmática o abdominal, nos enseña a respirar correctamente. Cuando inhalamos, el abdomen debería expandirse y cuando expulsamos el aire, debería contraerse, pero de hecho la mayoría de adultos suelen respirar de manera contraria. Una de las causas más habituales de que tengamos unos patrones de respiración incorrectos es el estrés crónico, que hace que respiremos superficialmente y con la parte superior del pecho. Para recuperar un patrón de respiración saludable, tanto cuando estamos despiertos como cuando dormimos, debes practicar el siguiente ejercicio. (También puedes practicar este ejercicio en la cama para preparar tu cuerpo para el descanso.)

- Túmbate de espalda con las rodillas flexionadas y los pies planos ligeramente separados y a una distancia confortable de las nalgas. Sitúa las manos encima del abdomen para percibir la expansión y contracción de esta zona del cuerpo mientras respiras.

- Inspira poco a poco y profundamente, deja que el aire llene el abdomen. Al inspirar, arquea un poco la parte baja de la espalda para que el abdomen se expanda y los órganos internos se relajen.
- Expulsa el aire apretando suavemente los músculos del abdomen hacia la columna vertebral, y al mismo tiempo aplana la parte baja de la espalda contra la superficie donde te hayas recostado.
- Sigue respirando de este modo varios minutos y relájate.

Respiración alterna

La respiración alterna es enormemente tranquilizadora. Este ejercicio ayuda a relajar el cuerpo y eliminar las preocupaciones de la mente. Si tenemos pensamientos preocupantes que nos provocan problemas para dormir es útil practicar la respiración alterna justo antes de acostarse.

- Siéntate en una posición confortable con la columna vertebral recta y la espalda relajada.
- Tapona el orificio nasal derecho presionando con el pulgar derecho e inspira lentamente y profundamente a través del agujero izquierdo. A continuación tapona suavemente el orificio izquierdo presionando con el anular de la mano derecha.
- Aguanta el aire unos segundos y luego deja ir el pulgar, expulsando lentamente el aire por el agujero derecho. Inmediatamente inspira por el orificio derecho con una inspiración lenta y constante.
- Cierra el orificio derecho con el pulgar derecho y aguanta el aire unos segundos. Deja ir el anular y expulsa el aire lenta y constantemente por el agujero izquierdo. Repítelo por lo menos diez veces, manteniendo la respiración a un ritmo constante y controlado.

Respiración relajante

Este sencillo ejercicio enlentece la respiración y nos ayuda a sentirnos calmados y relajados. Es un remedio excelente contra el estrés y se puede practicar siempre que queramos.

- Siéntate en una posición cómoda con la espalda recta y centra tu atención en la respiración.
- Relájate e inspira con la nariz mientras cuentas hasta cinco a un ritmo que te resulte cómodo.
- Aguanta el aire mientras cuentas hasta cinco.
- Abre la boca ligeramente y expulsa el aire mientras cuentas hasta diez a un ritmo regular y controlado.
- Repite el ejercicio cinco veces.

Respiración vigorizante

Este ejercicio de respiración alivia la fatiga y sirve para proporcionar una inyección de energía por la mañana o a última hora de la tarde.

- Siéntate con la columna vertebral recta, los pies planos en el suelo y la espalda relajada.
- Haz repetidamente una serie de inhalaciones rápidas y cortas a través de la nariz sin espirar, hasta que los pulmones estén llenos de aire.
- Espira por la boca, haciendo el sonido «ah» hasta que hayas expulsado todo el aire.
- Repite el ejercicio varias veces y luego vuelve a la respiración normal.

YOGA PARA UNA RELAJACIÓN PROFUNDA

El yoga es una actividad excelente para la relajación. Calma y equilibra la mente y el cuerpo, y facilita la armonía física y emocional por medio de la atención a la respiración. Las siguientes son una serie de posiciones sencillas para empezar; para obtener un beneficio óptimo, busca una clase de yoga con un profesor especializado que te ayude a aprender a realizar los movimientos y posturas correctamente. Para mejorar el sueño, lo mejor es practicar yoga a última hora de la tarde o primera de la noche, lo que ayuda a calmar el estrés físico y emocional acumulado a lo largo del día.

Expansión del pecho

Este ejercicio de yoga relaja la tensión de los músculos del pecho y la espalda y expande tu capacidad respiratoria.

- Ponte de pie con la columna derecha y los pies separados en línea con las caderas.
- Entrelaza los dedos detrás de tu espalda y descansa las manos sobre las nalgas.
- Inspira y eleva las manos tan alto como puedas sin sentirte incómodo, manteniendo los dedos entrelazados y los hombros relajados.
- Expulsa el aire, baja los brazos y vuelve a descansar las manos sobre las nalgas. Repite el ejercicio varias veces.

La postura del bebé

Esta postura relaja todo el cuerpo.

- Arrodíllate, sentándote sobre los talones, con el empeine del pie contra el suelo. Si lo encuentras incómodo, pon una almohada entre las pantorrillas y los muslos, apoyando en ella las nalgas.
- Inclínate hacia delante desde las caderas y sitúa el pecho encima de las rodillas y la frente sobre el suelo o una almohada.
- Estira los brazos con las palmas hacia abajo, descansando sobre el suelo. También puedes situar los brazos a lado y lado de las caderas, con las palmas boca arriba.
- Permanece en esta posición y respira normalmente durante un minuto o tanto tiempo como desees.

La esponja

Esta postura de yoga es profundamente reparadora y rejuvenecedora, y es especialmente relajante para practicarla justo antes de acostarse.

- Túmbate totalmente plano boca arriba con las piernas ligeramente separadas. Coloca los brazos cerca del cuerpo con las palmas mirando hacia arriba.
- Cierra los ojos e intenta localizar áreas de tensión en tu cuerpo. Relaja conscientemente estas áreas.
- Utiliza la respiración para relajarte. Con cada inhalación imagina que estás inspirando tranquilidad. Con cada espiración, imagina que estás expulsando tensión.
- Permanece así por lo menos durante diez minutos.

Técnicas sensoriales
y de meditación para
dormir y levantarse

Muchas terapias de hoy en día, como los tratamientos mente-cuerpo, están conectadas con tradiciones curativas con una larga historia en antiguas civilizaciones. En el mundo acelerado actual, estas prácticas han alcanzado nueva relevancia porque ayudan a aliviar el estrés y a recuperar el equilibrio entre el cuerpo y la mente. En este capítulo hablaremos de cómo utilizar las técnicas de meditación, visualización, hidroterapia y aromaterapia para mejorar el sueño y también para aumentar el nivel de energía durante el día.

MEDITACIÓN

La meditación se ha practicado durante siglos en muchas tradiciones como una manera de equilibrar armónicamente el cuerpo, la mente y el espíritu. Básicamente, la meditación significa calmar la mente centrando la atención. Una técnica de meditación te puede ayudar a conocer patrones de pensamiento que te permitan tomar mejores decisiones sobre la manera como vives. Muchas personas encuentran que la meditación es una forma excelente de aliviar el estrés, porque cuando la mente está calmada el cuerpo la sigue de modo natural. Obviamente, calmar el cuerpo y la mente facilita que tengamos un descanso reparador. La práctica habitual de la meditación también nos ayuda a conservar y reforzar nuestro nivel de energía, ayudándonos a enfocar la vida de una manera más relajada.

Aplicar a todas las formas de meditación los siguientes principios básicos hará la experiencia más beneficiosa. Primero, practica la meditación con el estómago vacío, o por lo menos deja que pase una hora después de comer. Muchas personas escogen hacerlo a primera hora de la mañana o justo antes de acostarse. Practica la meditación entre quince y treinta minutos cada vez y hazlo siempre en la misma hora y el mismo lugar. La meditación resultará mucho más beneficiosa si la conviertes en una parte habitual de tu vida cotidiana.

Encuentra un lugar tranquilo donde no te moleste nadie. Si te sientas en una silla, pon los pies planos en el suelo y ponte recto, separado del respaldo de la silla. Si lo deseas puedes colocar una almohada dura en la parte baja de la espalda para apoyarte. Si te sientas en el suelo, siéntate en el borde de un cojín duro para mantener la columna recta y cruza las piernas en una posición que te resulte cómoda. Descansa las manos sobre los muslos o en el regazo. Cierra los ojos para ayudarte a centrar la atención en tu interior. Empieza cada meditación con un par de respiraciones purificadoras para expulsar la tensión de tu cuerpo.

Meditación basada en la respiración

Centrar la atención en la respiración es relajante y calma tanto la mente como el cuerpo.

- Encuentra un lugar tranquilo donde no te estorben y siéntate en una posición confortable. Cierra los ojos y empieza haciendo tres respiraciones profundas para relajar el cuerpo, expulsando el aire poco a poco y del todo a través de la boca, ligeramente abierta. Luego relájate siguiendo tu propio patrón respiratorio, inhalando y espirando por la nariz.
- Concéntrate en la respiración. Observa cómo respiras, sin intentar cambiarlo. Como punto de atención, te puede resultar de ayuda centrarte en cómo sube y baja el abdomen o en cómo entra y sale el aire a través de los orificios de la nariz. Si

164

ves que te despistas, vuelve a enfocar la atención en tu respiración. Con la práctica, la respiración se sucederá a un ritmo calmado y natural. Sigue así entre quince y treinta minutos.

- Cuando acabes, centra la atención en aquello que te rodea y luego abre poco a poco los ojos.

Meditación y mantra

Un mantra es una palabra o frase que recitamos mentalmente para concentrar la mente. Escoge una palabra o frase que tenga un significado para ti; puede ser tan simple como «paz» o «estoy tranquilo». Una vez hayas escogido tu mantra y te sientas a gusto con él, no lo cambies. Quedará asociado con las sensaciones de paz y bienestar que experimentas durante la meditación y podrás alcanzar una profunda calma en cualquier momento solo recordando el mantra.

- Siéntate en una postura confortable, cierra los ojos y haz tres respiraciones lentas y profundas. Debes expulsar el aire en el doble de tiempo que dedicas a la inspiración.
- Concéntrate en tu mantra y recita mentalmente la palabra o frase una y otra vez. Respira normalmente y sincroniza tu mantra con tu respiración repitiéndolo en cada exhalación. Si la mente se despista, vuelve a fijar la atención en el mantra. Sigue la meditación entre quince y treinta minutos.
- Al final de la meditación, siéntate tranquilamente durante dos minutos, centra tu atención en aquello que te rodea y luego abre los ojos poco a poco.

VISUALIZACIÓN

La visualización canaliza el poder de la imaginación para suscitar reacciones saludables en la mente y el cuerpo. Cuando creas una imagen mental de lo que querrías expresar, tu cuerpo y tu mente responden a la imagen como si fuera una experiencia real. Si se practica regularmente, la visualización puede mejorar la salud y ayudarte a sustituir pensamientos negativos con pensamientos positivos. Puedes usar la técnica sanadora de visualización descrita más abajo para mejorar tu bienestar general o para tratar una preocupación de salud en concreto (como un problema de sueño). Esta práctica conduce a un profundo estado de relajación que facilita un sueño tranquilo y reparador.

Visualización sanadora

El siguiente ejercicio de visualización empieza con una relajación profunda que prepara nuestra mente y nuestro cuerpo para recibir las imágenes curativas que nosotros mismos creamos. (Quizá te resulte útil grabar estas instrucciones o que alguien te las lea mientras tú te sumerges del todo en la experiencia sin necesidad de abrir los ojos para leer.)

- Túmbate en una posición cómoda y con los ojos cerrados. Respira profundamente y empieza a relajar el cuerpo y la mente. Centra tu atención en la respiración, notando la subida y bajada del abdomen al entrar y salir el aire del cuerpo. Sin esfuerzo, busca cualquier signo de tensión en tu cuerpo. Respira para eliminarla. Haz tres respiraciones profundas, de modo que tu cuerpo y tu mente estén más relajados con cada espiración.
- Ahora imagina una pantalla en blanco. Inspira y visualiza el número cinco en la pantalla. Observa atentamente el número cinco en tu mente. Al expulsar el aire, visualiza el número cinco fundiéndose gradualmente. Inspira profundamente y visualiza el número cuatro en la pantalla. Expulsa el aire mientras el número cuatro se funde lentamente. Al volver a inspirar, visualiza el número tres en la pantalla. Percibe cuán relajado estás mientras observas el número tres fundiéndose lentamente en la pantalla mientras expulsas el aire. Inspira y visualiza el número dos en la pantalla. Expulsa el aire, observando el número dos fundiéndose, y siente que estás todavía más relajado. Inspira y visualiza el número uno en la panta-

lla. Al expulsar todo el aire, observa cómo se funde el número uno, dejando la pantalla vacía.

- Observa en la pantalla que has formado en tu mente cómo empieza a aparecer una imagen. Mírate a ti mismo en la pantalla, tumbado cómodamente en un prado precioso. Es un día de verano soleado y tibio, y te sientes completamente seguro y protegido. Siente el calor del sol sobre tu cuerpo y una brisa suave acariciándote la piel. Observa el verde de la hierba aterciopelada, el azul profundo del cielo y las blancas nubes de algodón que pasan por encima de ti. Huele el dulce frescor del prado y de las flores y escucha el sonido agradable de las hojas en la brisa cálida, el lejano piar de los pájaros en los árboles y el rumor melodioso de un riachuelo cercano. Sumérgete todavía más profundamente en ese lugar lleno de calma, sabiéndote seguro y protegido. Sientes el calor; te sientes seguro y completamente a salvo.

- Siente el sol y, mientras inspiras, imagina que tu cuerpo se llena con la luz dorada y curativa de sus rayos. Imagina que cada célula y órgano de tu cuerpo se baña en esta luz tibia y reconfortante; siente como se purifican y curan. Percibe cualquier lugar donde la energía parezca haberse quedado estancada y respira en ese lugar, utilizando la respiración y la luz purificadora para disolver poco a poco el bloqueo. Deja que la energía curativa de la luz dorada del sol fluya libremente por todo tu cuerpo. Dedica unos minutos a concentrarte sobre todo tu cuerpo mientras inspiras la luz dorada curadora y reconfortante y expulsas la tensión. Visualiza tus órganos trabajando en perfecta armonía y obsérvate a ti mismo lleno de salud. Sé consciente del estado de profunda relajación y salud que estás experimentando y de que puedes acceder a ese bienestar siempre que lo desees. Relájate en ese punto durante unos minutos, disfrutando de la sensación de plena salud.

- Cuando estés preparado, respira profundamente y vuelve a fijar la atención en el momento presente. Céntrate en lo que tienes alrededor, estira los brazos y las piernas, y abre poco a poco los ojos mientras mantienes la sensación de calma y bienestar totales.

HIDROTERAPIA

La hidroterapia, o terapia con agua, es uno de los tratamientos curativos más antiguos y ha sido practicado durante siglos por personas de todo el mundo para relajarse y mejorar la salud en general. Las siguientes técnicas de hidroterapia pueden utilizarse para estimular la circulación sanguínea y linfática, aliviar el dolor muscular y relajar el sistema nervioso.

Baño relajante con sales de Epsom

A diferencia del baño descrito en el capítulo «Sencillas estrategias conductuales y cognitivas para dormir mejor», este es un baño tibio y es excelente para antes de acostarse. Las temperaturas demasiado cálidas o demasiado frías pueden ser temporalmente estimulantes, pero un baño tibio con sales de Epsom es perfecto. Las sales de Epsom son una fuente de magnesio, que es absorbido por la piel en el baño y produce una gran relajación de los sistemas nervioso y muscular. Recurre a este tipo de baño tantas veces como desees. Es especialmente bueno si te sientes emocionalmente tenso o si padeces dolores musculares.

- Atenúa la luz, enciende una vela, pon tu música relajante favorita y asegúrate de que nadie te estorbe, para crear un entorno relajado.
- Llena la bañera con agua tibia y añádele dos tazas de sales de Epsom mientras corre el agua. Remueve el agua con la mano para disolver las sales.
- Para obtener todavía más relajación, añade diez gotas de aceite esencial de lavanda al agua después de haber llenado la bañera. Remueve el agua otra vez con la mano para dispersar el aceite (ver «Aromaterapia», más adelante).

- Permanece en el agua entre quince y treinta minutos, añadiendo agua caliente cuando lo necesites para mantener una temperatura confortable.
- Saca el tapón de la bañera y utiliza la imaginación para visualizar que toda la tensión desaparece con el agua.
- Sécate poco a poco y acuéstate para dormir.

Baño de pies para estimular la circulación linfática

Alternar baños de pies fríos y calientes en una sola sesión estimula la circulación linfática y alivia los pies y piernas cansados y doloridos. Prueba esta técnica antes de acostarte para tratar el síndrome de las piernas inquietas y para prevenir los calambres nocturnos. Puedes recurrir a este tipo de baño siempre que lo desees.

- Necesitarás dos palanganas suficientemente grandes para contener ambos pies e idealmente lo bastante profundas como para que el agua te llegue a la mitad de las pantorrillas.
- Llena una de las palanganas con agua tan caliente como puedas tolerar, aproximadamente a 40-43 ºC. Llena la otra con agua fría, aproximadamente a 12-18 ºC (quizá necesites añadir cubitos de hielo para alcanzar la temperatura deseada). Añade cinco gotas de aceite esencial de romero (ver «Aceites esenciales terapéuticos», página 171) a la palangana de agua caliente para estimular todavía más la circulación.
- Siéntate en una silla cómoda y sumerge ambos pies en el agua caliente durante tres minutos. Inmediatamente después, pon los pies en el agua fría durante un minuto.
- Repite el ciclo entre tres y cinco veces, acabando en agua fría.

AROMATERAPIA

Los aceites esenciales dan a muchas flores, plantas, especias y frutas sus aromas característicos. Pero, como sabían los pueblos antiguos, sus beneficios van mucho más allá de sus aromas agradables. En la aromaterapia se utilizan los aromas por sus notables efectos sobre los estados físico y psicológico. El famoso médico griego Hipócrates tenía una receta deliciosa para la longevidad: un baño diario bien perfumado, seguido por un masaje con aromaterapia. Los investigadores de hoy confirman que estas creencias son ciertas al probar que los aceites esenciales tienen efectos mensurables sobre el cuerpo y las emociones. Estas esencias concentradas de plantas mantienen las propiedades curativas de las plantas y las flores de las cuales se han destilado y pueden ser utilizadas para tratar trastornos tanto físicos como psicológicos.

Cuando se inhalan aceites esenciales o se aplican a la piel, las moléculas aromáticas entran en el torrente sanguíneo y circulan por todo el cuerpo. Los aceites pueden utilizarse para tratar varios trastornos físicos, desde las infecciones respiratorias hasta el malestar intestinal, el dolor de cabeza, el síndrome premenstrual y el insomnio.

Sin embargo, afectan a las emociones por un camino distinto al fisiológico. La nariz detecta los aromas a través de células olfativas conectadas directamente con el sistema nervioso central. Las vías nerviosas olfativas están ligadas a la porción límbica del cerebro, que es donde se ubican las emociones, los recuerdos, la intuición y la respuesta sexual. Es por este motivo que, de todos los sentidos, el olor es el desencadenante de recuerdos y emociones más potente; también es por este motivo que la aromaterapia puede ser tan beneficiosa para la relajación y el alivio del estrés.

Estudios científicos sobre la aromaterapia

Los investigadores han descubierto que oler la fragancia de varios aceites esenciales tiene efectos palpables en los patrones de las ondas cerebrales. La inhalación de aceites considerados estimulantes (como la pimienta negra, el romero y la albahaca) incrementa las ondas beta, lo que indica un mayor estado de alerta. Los aceites considerados calmantes (como el neroli, el jazmín, la lavanda y la rosa) producen más ondas alfa y theta, indicativas de relajación y bienestar.

Otros experimentos han demostrado que la aromaterapia puede incluso utilizarse para facilitar la conciliación del sueño y alargar su duración. En un estudio publicado en 1996 en la publicación médica británica *Lancet*, se demostró que el aroma de lavanda ayudaba a ancianos con insomnio a dormir más rápidamente y durante más tiempo que con sedantes farmacológicos. Otros estudios han llegado a conclusiones similares y la investigación continúa en un intento de validar los usos terapéuticos de los aceites esenciales.

Aceites esenciales terapéuticos

Algunos aceites esenciales ayudan a aliviar la tensión, la ansiedad y la depresión, y otros sirven para dormir bien. Por otro lado, hay aceites que tienen un efecto vigorizante que contribuye a contrarrestar la fatiga que se suele asociar con el insomnio —estos aceites estimulantes, obviamente, no deberían aplicarse a la hora de acostarse (ver el recuadro «Aromaterapia en un minuto», página 173).

En alguna ocasión puedes combinar aceites relajantes y estimulantes, como en la siguiente recomendación para el jet lag: lavanda para aliviar la tensión emocional, sándalo para la relajación y pomelo para levantar el ánimo y la energía. Añade seis gotas de lavanda y sándalo a un baño tibio para relajarte antes de acostarte; por la mañana, pon tres gotas de lavanda y tres de aceite de pomelo en una toallita húmeda y frótate el cuerpo con ella bajo la ducha caliente; para finalizar, acaba la ducha con un chorro de agua fría.

La siguiente lista de aceites esenciales se puede consultar para aliviar los síntomas de trastornos del sueño y otras enfermedades.

- *La albahaca* alivia la depresión y ayuda a recuperar la claridad mental. Alivia dolores de cabeza, la sinusitis, indigestiones y dolores musculares. Su aroma dulce, picante y balsámico combina bien con la bergamota, la salvia sclarea, el romero y la menta.
- *La bergamota* levanta el ánimo y calma la ansiedad y la depresión. Tiene propiedades antisépticas y sirve para tratar

infecciones respiratorias e indigestiones. Su aroma fresco, picante, cítrico y floral combina con la albahaca, la lavanda, la naranja y la menta.

- *El ciprés* alivia el estrés emocional y el insomnio. Fomenta la circulación y sirve para tratar las varices y la retención de líquidos. Su aroma picante, dulce y balsámico combina con la salvia sclarea, la lavanda, la naranja y el sándalo.

- *El geranio* alivia la tensión y el estrés emocional, y sirve para el síndrome premenstrual y el malestar menstrual. Su fragancia cítrica y con reminiscencias de rosa combina con la bergamota, la lavanda, el pachuli y la rosa.

- *La lavanda* es relajante y ayuda a recuperar el bienestar físico y emocional. Alivia la ansiedad, la tensión, la fatiga, el dolor de cabeza y el síndrome premenstrual. Su fragancia dulce, floral y herbácea combina con la bergamota, la salvia sclarea, la naranja, la menta y el sándalo.

- *La manzanilla* relaja tanto el cuerpo como la mente. Calma la ansiedad y el estrés, alivia el insomnio y es excelente para los niños. También ayuda a tratar los dolores de cabeza, los trastornos digestivos y los cólicos menstruales. Su aroma ligeramente dulce y herbáceo combina con el geranio, la lavanda, la naranja y el pachuli.

- *La menta* es estimulante y vigorizante, y ayuda a apaciguar la fatiga física y mental. Alivia los dolores digestivos y los dolores de cabeza relacionados con la tensión. Su potente aroma mentolado y refrescante combina con la albahaca, la bergamota, la lavanda y el romero.

- *La naranja* levanta el estado de ánimo y crea una sensación general de bienestar. Su fresca fragancia cítrica combina con la salvia sclarea, la lavanda y el sándalo.

- *El pachuli* es calmante y ayuda a aliviar el estrés, la fatiga emocional y el insomnio. El pachuli de calidad tiene una rica fragancia a tierra que combina con la salvia sclarea, el geranio, la lavanda, la naranja y el sándalo.

Aceites esenciales relajantes
- Geranio *(Pelargonium graveolens)*
- Jazmín *(Jasminum officinale)*
- Lavanda *(Lavendula angustifolia)*
- Manzanilla *(Matricaria recutita)*
- Mejorana *(Origanum majorana)*
- Neroli *(Citrus aurantium)*
- Olíbano *(Boswellia carterii)*
- Pachuli *(Pogostemon cablin)*
- Rosa *(Rosa)*
- Salvia sclarea *(Salvia sclarea)*
- Sándalo *(Santalum album)*
- Ylang-ylang *(Cananga odorata)*

Aceites esenciales vigorizantes
- Albahaca *(Ocimum basilicum)*
- Bergamota *(Citrus bergamia)*
- Eucalipto *(Eucalyptus globulus)*
- Limón *(Citrus limon)*
- Lima *(Citrus aurantifolia)*
- Menta *(Mentha piperita)*
- Naranja *(Citrus sinensis)*
- Naranja dulce *(Citrus sinensis)*
- Pomelo *(Citrus x paradisi)*
- Romero *(Rosmarinus officinalis)*

- *El romero* es estimulante y contrarresta la fatiga física y mental. Estimula la circulación, alivia los dolores musculares y la congestión nasal. Su fragancia potente, mentolada y balsámica combina con la albahaca, la lavanda y la menta.
- *La rosa* tiene ligeras propiedades relajantes y ayuda a aliviar la tensión nerviosa y dolencias asociadas a ella como el dolor de cabeza y el insomnio. También sirve para tratar la aflicción y la depresión, y se considera un afrodisíaco. Su fuerte

173

fragancia, dulce y floral, combina con la salvia sclarea, la lavanda y el sándalo.

- *La salvia sclarea* es profundamente relajante y tiene potentes propiedades antidepresivas. Ayuda a aliviar el dolor muscular, el síndrome premenstrual y los síntomas menstruales. Recurre a este aceite con moderación, a menos que busques un efecto sedante. Su aroma complejo, dulce y herbáceo combina con la bergamota, la lavanda, el sándalo y el ylang-ylang.

- *El sándalo*, utilizado desde hace siglos como perfume e incienso, es calmante. Su compleja fragancia a madera combina con la bergamota, la salvia sclarea, la lavanda, el pachuli y la rosa.

- *El ylang-ylang* tiene potentes propiedades sedantes y ayuda a aliviar la depresión, la frustración y el insomnio. También tiene propiedades afrodisíacas. Su aroma dulce y floral combina con la bergamota, la naranja y el sándalo.

Cómo utilizar los aceites esenciales

Las siguientes indicaciones son unas pocas de las muchas maneras que tienes de introducir los placeres y beneficios de los aceites aromáticos esenciales en tu vida, ya sea como vigorizante rápido, ya sea como un tratamiento relajante para aliviar el estrés y mejorar la calidad del sueño.

Baños

Añade hasta diez gotas de aceite esencial a una bañera con agua caliente. Para evitar una posible irritación en la piel, diluye primero el aceite esencial en una cucharadita de aceite vegetal o jabón líquido. También puedes mezclar diez gotas de aceite esencial con una taza de sales de Epsom o bicarbonato en un recipiente de plástico; sacúdelo bien y luego añádelo a la bañera, agitando el agua para disolver la mezcla.

Sumergirse entre diez y veinte minutos en un baño así puede ser relajante o vigorizante, depende del aceite que se haya utilizado.

Masajes

Añade diez gotas de aceite esencial a treinta gramos de aceite de almendra, semillas de uva o yoyoba y utilízalo como aceite para masajes. Los masajes con aromaterapia son excelentes para una relajación profunda, alivian la tensión muscular, contribuyen a la circulación linfática y mejoran el bienestar general.

Inhalación

Pon una gota de aceite esencial en un pañuelo o tela e inhala tanto como quieras. Dependiendo del aceite utilizado, la inhalación puede aliviar el estrés, mejorar la concentración o despejar la sinusitis.

Espray

Añade seis gotas de aceite esencial a una taza de agua en una botella con espray. Sacúdelo bien y utilízalo como ambientador del aire. Para evitar manchas, evita rociar las superficies de madera y los muebles tapizados. Un ambientador con aromaterapia es calmante o vigorizante, según el aceite que hayamos utilizado.

Precauciones sobre el uso de aceites esenciales

Los aceites esenciales son muy seguros cuando se utilizan de modo apropiado y respetando las siguientes precauciones.

- En general, no aplicar aceites esenciales sin disolver sobre la piel sin la aprobación de un profesional. Los aceites esenciales sin disolver pueden irritar la piel.
- No bebas aceites esenciales sin el consejo de un profesional cualificado.
- Mantén los aceites esenciales lejos de los ojos.
- Evita los aceites que puedan causar sensibilidad a la luz. Los aceites esenciales de bergamota (a menos que no contenga bergapteno), limón, lima y naranja pueden provocar una pigmentación desigual de la piel si se aplican tópicamente en menos de cuatro horas después de haber tomado el sol.

- Mantén los aceites esenciales lejos del alcance de los niños. Para tratar a niños, utiliza aceites no tóxicos y no irritantes, como la lavanda y la manzanilla.
- Si estás embarazada, utiliza los aceites esenciales con precaución. En general, utiliza la mitad de la dosis habitual para adultos y recurre solo a aceites no estimulantes, como la manzanilla, la lavanda, el geranio, el pomelo, el neroli, la rosa y el sándalo.

Medicamentos para dormir. ¿Por qué deberías evitarlos?

Si has leído este libro, sabrás que existen muchos remedios naturales para el tratamiento de los trastornos del sueño, desde las terapias que se centran en el estilo de vida y los comportamientos hasta las plantas medicinales y los suplementos dietéticos. Pero aunque muchos estudios han demostrado la eficacia y seguridad de las plantas medicinales y otros remedios naturales para tratar el insomnio, muchos médicos siguen recetando fármacos sintéticos a pesar de los problemas de adicción, efectos secundarios y falta de eficacia a largo plazo que presentan. Y a pesar de que los investigadores del sueño apuntan que el sueño inducido por un medicamento no es tan reparador como el normal. En este capítulo hablaremos de diferentes tipos de medicamentos utilizados para tratar problemas de sueño y de por qué deberías dejar de tomarlos.

POR QUÉ LOS MÉDICOS RECETAN MEDICAMENTOS

Existen varias razones por las cuales los médicos recetan a menudo fármacos para tratar los trastornos del sueño y no recomiendan los enfoques naturales que se detallan en este libro. Una razón es la influencia de los fabricantes. En general, las empresas farmacéuticas no están interesadas en investigar medicinas naturales por las dificultades para obtener patentes para las fórmulas fitoterápicas. El hecho de que los remedios naturales y los suplementos nutricionales sean fabricados por muchas empresas independientes y se puedan encontrar sin receta en tiendas de productos naturales y farmacias también limita de modo significativo el potencial de las farmacéuticas para generar beneficios. Sin embargo, estas empresas gastan miles de millones de dólares en publicidad, incluso en grandes medios, que influye no solo en lo que los médicos recetan, sino en lo que los pacientes piden a sus médicos.

Algunos médicos dudan a la hora de recetar plantas medicinales y suplementos dietéticos porque no están acostumbrados a ellos; o quizá se sienten incómodos porque algunos de sus ingredientes activos no han sido identificados. Esta falta de precisión no es infrecuente en las plantas medicinales, porque, como señalan muchos investigadores y herboristas, las plantas medicinales suelen contener un gran abanico de componentes que actúan en sinergia para crear un efecto fisiológico. Una planta suele tener más potencial curativo que un simple componente químico aislado de la planta. Por ejemplo, a pesar de que la hiperforina se considera el principal ingrediente activo de la hierba de San Juan en el tratamiento de la depresión, los otros componentes de la planta parecen potenciar la acción de este principio y amortiguar los efectos secundarios. Por desgracia, centrarse en un solo componente y dejar de lado el resto es una práctica corta de miras que ha afectado negativamente la integración de muchos tratamientos tradicionales basados en plantas medicinales en la medicina moderna.

MEDICAMENTOS HABITUALES PARA PROBLEMAS DEL SUEÑO

El uso de ayudas farmacológicas para conciliar el sueño exige que prestemos atención a sus riesgos y efectos secundarios. Una de las consecuencias no deseadas más habituales del tratamiento de los trastornos del sueño con estos medicamentos es la dependencia, que se puede manifestar de varias formas: por ejemplo, la incapacidad de dormir sin la medicina; la necesidad de tomar dosis cada vez mayores para conseguir el efecto deseado (también llamada adicción); y la aparición de síntomas de abstinencia físicos y psicológicos cuando se intenta dejar de tomar el medicamento. El insomnio de rebote, que es el incremento de falta de sueño causado por la interrupción de la medicación, es otro efecto secundario habitual de los sedantes farmacológicos.

A continuación se relacionan los medicamentos más habituales para la falta de sueño, exponiendo los problemas asociados con ellos.

Medicamentos sin receta

Muchos de los fármacos sin receta como la difenhidramina (como el Nytol) y los preparados que contienen paracetamol asociado a un antihistamínico (como el Tylenol PM) contienen antihistamínicos (componentes que alivian los síntomas respiratorios de los resfriados y las alergias), que provocan somnolencia pero no son eficaces para tratar los trastornos del sueño. Para muchas personas, estas medicinas también tienen efectos secundarios significativos, como la somnolencia diurna, boca seca, visión borrosa, pitidos en los oídos, palpitaciones, estreñimiento y náuseas. Entre los ancianos, los medicamentos sin receta para el sueño pueden provocar nerviosismo y agitación; en lugar de levantarse fresco y descansado, el paciente a menudo sufre lo contrario.

Somníferos de acción rápida

Entre estos medicamentos farmacológicos relativamente nuevos se encuentran el zolpidem (como Stilnox) y el zaleplon (como Sonata). Alteran temporalmente los neurotransmisores y tienen un efecto sedante y relajante muscular. Por un lado, el cuerpo elimina los somníferos de acción rápida al cabo de unas seis u ocho horas. También parece que no provocan ni dependencia ni efecto rebote, aunque estos problemas aparecen en algunas personas y cuando se toman grandes dosis. Los efectos secundarios más habituales de estos medicamentos son dolores de cabeza, mareos y náuseas.

Antidepresivos

Los problemas de sueño son un síntoma frecuente de la depresión, de modo que a menudo se recetan antidepresivos a pacientes cuya principal dolencia es el insomnio. Aunque los antidepresivos pueden tener un efecto sedante y pueden contribuir a regular el ciclo sueño/vigilia, también pueden tener un efecto negativo sobre la calidad general del sueño y sobre la fase REM en concreto.

Los inhibidores selectivos de la recaptación de serotonina, la fluoxetina (como el Prozac), son las medicinas que se recetan con más frecuencia para tratar la depresión, pero no son las sustancias benignas que muchos médicos creen. Entre los efectos secundarios de estos medicamentos figuran nerviosismo, insomnio, ansiedad, malestar gastrointestinal, sequedad de boca y mareos. Suelen provocar dependencia, y la suspensión del tratamiento puede ocasionar efectos secundarios como mareos, fatiga, náuseas, concentración deficiente e irritabilidad.

Existe un trastorno llamado «síndrome de la serotonina» que puede aparecer cuando se consumen demasiados inhibidores selectivos de la recaptación de serotonina o cuando se combinan con otros medicamentos (o con 5-HTP: ver «Precauciones sobre el uso de 5-HTP», página 136) que incrementan los niveles de esta sustancia. Entre los síntomas del síndrome de la serotonina figuran agitación, confusión y ritmo cardíaco y presión sanguínea irregulares.

Benzodiazepinas

Recetadas en pequeñas dosis como relajante muscular y para tratar la ansiedad y la depresión, las benzodiazepinas —lorazepam (como el Orfidal), triazolam (como el Halcion), oxazepam, bromazepam y diazepam (como el Valium)— también se utilizan en dosis más altas como somníferos a causa de sus pronunciados efectos sedantes. Aunque estos medicamentos son eficaces a la hora de conciliar el sueño, el abuso y la adicción a ellos provoca numerosos problemas: en tan solo cuatro semanas pueden aparecer síntomas de dependencia. Entre los muchos efectos secundarios posibles hay falta de coordinación, confusión, depresión, agitación, letargia, pérdida de memoria, dolor de cabeza, náuseas y alteración del ritmo cardíaco.

Mezcladas con alcohol, analgésicos y antihistamínicos las benzodiazepinas pueden resultar peligrosas, ya que se intensifican sus efectos.

Es importante comprender que la mayoría de medicamentos recetados para los problemas relacionados con el sueño deben ser utilizados durante poco tiempo, con la intención de que el cuerpo recupere un patrón de sueño normal que luego debería funcionar sin ayudas farmacológicas. Pero en realidad, muchas personas acaban tomando estos fármacos durante meses e incluso años. La mayoría de estos somníferos sintéticos pierden efectividad con el uso continuado. Se necesitan dosis cada vez más altas para que se produzca un efecto sedante. Además, muchos son adictivos. Dejar de tomarlos a menudo produce insomnio de rebote, que provoca la necesidad de volver a tomar el medicamento, creando un ciclo de insomnio y dependencia que es difícil de romper.

Si decides tomar un somnífero con receta médica, sigue las siguientes precauciones:

- Toma el medicamento durante una semana o dos como mucho, o no más de una o dos veces a la semana durante un periodo más largo de tiempo, a menos que tu médico te dé instrucciones en otro sentido (por ejemplo, en el caso de un inhibidor selectivo de la recaptación de serotonina recetado en un caso de narcolepsia o de un insomnio relacionado con una depresión).
- Sea cual sea el somnífero farmacológico, toma la dosis más baja posible para garantizar su efecto. En tu cuerpo quedan cantidades residuales del medicamento, de manera que es posible que al día siguiente se vea afectado tu rendimiento mental y tu coordinación. Tomar cantidades más pequeñas te ayudará a minimizar ese efecto secundario.

- Nunca combines somníferos con alcohol o medicamentos, o con plantas medicinales de propiedades sedantes. Corres el riesgo de padecer una sedación excesiva, dolores de cabeza, insomnio de rebote, atontamiento al levantarte, depresión respiratoria (una respiración lenta y superficial que rebaja el nivel de oxígeno en sangre) e incluso coma o muerte.
- Por el contrario, el tratamiento de un trastorno del sueño se verá afectado si tomas cualquier tipo de estimulante, como cafeína o nicotina.

Conclusión

En este libro te hemos explicado muchas cosas sobre los problemas relacionados con el sueño: cómo aparecen, las diferentes formas que adoptan y las situaciones que los fomentan. También has descubierto que existen numerosos tratamientos naturales para ayudar a tu cuerpo a recuperar el equilibrio y que te permitirán disfrutar de nuevo de un descanso reparador.

Si tienes un problema de sueño, es muy probable que necesites adoptar varios cambios en tu vida para conseguir dormir bien. Si aprendes a adaptarte a todos los retos a que tienes que enfrentarte —positivos y negativos— para no sufrir, puedes evitar que el estrés haga estragos en tu bienestar físico y emocional. Si adoptas estrategias de autodefensa saludables, puedes utilizar el estrés para facilitar tu propio crecimiento y autoconfianza, y puedes reforzar tu capacidad de manejar futuras situaciones de estrés. A diferencia de los fármacos sintéticos, que en el mejor de los casos sirven para sedarte, las sugerencias contenidas en este libro te ayudarán de modo natural a recuperar la capacidad de dormir bien. Al mismo tiempo, si sigues las recomendaciones de estas páginas, mejorarás tu salud y bienestar generales, un efecto secundario positivo que los medicamentos farmacológicos no pueden dar.

Si incorporas los métodos y remedios naturales a tu cuidado personal, debes tener presentes algunas cosas. Muchas personas creen erróneamente, por ejemplo, que cualquier sustancia natural o proveniente de una planta no puede ser dañina, pero la realidad es que las plantas medicinales y los suplementos tienen efectos beneficiosos porque contienen componentes con efectos biológicos mensurables sobre el organismo. Como sucede con los productos farmacológicos, algunos de estos componentes son potencialmente dañinos si se utilizan mal. Sin embargo, es importante recordar que las plantas medicinales y los suplementos dietéticos se suelen considerar más suplementos nutricionales que medicamentos. Para complicar todavía más las cosas, la mayoría de médicos que han recibido una formación convencional no tienen nociones (o muy pocas) de medicina nutricional o natural. Es posible que tu médico no sea del todo consciente de las propiedades beneficiosas de las plantas medicinales y de los suplementos dietéticos para tratar los trastornos del sueño. Es posible que no sepa exactamente cómo recetarlos ni qué precauciones hay que tomar.

El renacimiento del interés por la medicina alternativa indica que las personas están cansadas de los efectos secundarios y los costes de las medicinas farmacológicas, y están interesadas en enfoques más naturales y menos invasivos. Los remedios nutricionales y basados en plantas medicinales también te ofrecen la oportunidad de adoptar un papel más activo en tu cuidado. Se trata de una oportunidad que exige ser responsable. Es fundamental conocer bien las sustancias que se consumen, ya sean fármacos sintéticos, plantas medicinales o suplementos dietéticos. No dudes a la hora de pedir ayuda a un profesional de la medicina que tenga nociones sobre medicina natural para que te asesore en tu viaje. Sigue las sugerencias contenidas en este libro y estarás en el buen camino para conseguir un sueño reparador.

Glosario

- *Adrenalina.* Hormona liberada por las glándulas suprarrenales en respuesta a las situaciones estresantes; una producción excesiva provoca ansiedad e insomnio.
- *Apnea del sueño.* Trastorno del sueño caracterizado por un patrón respiratorio anormal basado en ronquidos ruidosos con pausas en la respiración seguidas de resoplidos y jadeos; la apnea del sueño suele ser causada por tejidos excesivamente relajados en la parte posterior de la garganta que obstruyen la entrada de aire.
- *Benzodiazepinas.* Un tipo de medicamento (el Valium es un ejemplo bien conocido) recetado frecuentemente para tratar la ansiedad y el estrés; las benzodiazepinas tienen numerosos efectos secundarios y son altamente adictivas.
- *Buenos hábitos relacionados con el sueño.* Programa de actividades y comportamientos básicos para dormir mejor; por ejemplo, establecer una hora fija para acostarse y levantarse, y utilizar la cama solamente para dormir y para mantener relaciones sexuales.
- *Calambres nocturnos en las piernas.* Un espasmo muscular doloroso en la pantorrilla (a veces también en los muslos o los pies) que ocurre durante la noche.
- *Citoquinas.* Mensajeros químicos que ayudan a regular la función inmunológica y desempeñan un papel importante en la respuesta inflamatoria del cuerpo; se cree que la actividad de la citoquina es un factor significativo en la fibromialgia y probablemente en el síndrome de fatiga crónica.

- *Cortisol.* **También conocido como hormona del estrés. Hormona segregada por las glándulas suprarrenales en respuesta al estrés; un exceso de cortisol es una de las causas subyacentes de la ansiedad, el nerviosismo y el insomnio.**
- *Deuda de sueño.* **La diferencia entre las horas de sueño que necesitas y las horas que realmente duermes.**
- *Electrolitos.* **Oligoelementos (como el sodio, el potasio, el calcio y el magnesio) fundamentales para los tejidos y para que el organismo desempeñe una función nerviosa y muscular adecuada; una sudoración excesiva, la diarrea y los diuréticos pueden alterar el equilibrio de los electrolitos en el cuerpo.**
- *Endorfinas.* **Componentes naturales producidos en el cerebro que elevan el estado de ánimo y alivian el dolor. Estímulos como el ejercicio pueden espolear la liberación de estos elementos químicos que hacen sentir bien.**
- *Estado hipnagógico.* **También conocido como fase 1 del sueño. El primer estadio de sueño ligero no-REM; el estado hipnagógico es la transición entre la vigilia y el sueño.**
- *Extracto procesado.* **Producto fitoterápico procesado de manera específica y reproducible, y garantizado para contener una cantidad específica de los principales ingredientes activos de la planta medicinal (ver también «Apéndice»).**
- *Fitoestrógenos.* **Componentes de las plantas con débiles propiedades estrogénicas que ayudan a equilibrar los niveles de estrógenos al acoplarse a receptores del cuerpo que normalmente están ocupados por estrógenos.**
- *Glándula pineal.* **Estructura en forma de guisante que se encuentra en la base del cerebro y que desempeña un papel importante en la regulación de la actividad de algunas hormonas, como la secreción de melatonina, fundamental en el establecimiento de los ritmos circadianos.**
- *Glándulas suprarrenales.* **Pequeñas glándulas situadas encima de los riñones; las glándulas suprarrenales producen hor-**

monas que desempeñan un papel importante en la respuesta del cuerpo al estrés.

- *Hiperforina.* Componente químico de la hierba de San Juan considerado uno de los principios activos de la planta.
- *Hiperplasia prostática benigna.* Término médico para hablar del agrandamiento no canceroso de la próstata; uno de los síntomas más frecuentes es la necesidad de orinar frecuentemente durante la noche.
- *Hipotálamo.* Una región del cerebro relacionada con el ritmo circadiano y otros aspectos de la regulación de la temperatura del cuerpo, el ciclo sueño/vigilia, la presión sanguínea, la respiración, el hambre y la función sexual.
- *Insomnio agudo.* Insomnio de corta duración y temporal; el insomnio agudo se debe la mayoría de las veces a algún tipo de estrés emocional o a la excitación.
- *Insomnio crónico.* Insomnio que persiste durante semanas o meses; las personas con insomnio crónico padecen a menudo problemas de sueño por lo menos tres noches cada semana. Entre las causas del insomnio crónico se encuentran problemas físicos subyacentes, el estrés emocional prolongado y factores ambientales o derivados del estilo de vida.
- *Insomnio secundario.* Insomnio causado por un problema médico (como los dolores crónicos) o un trastorno psiquiátrico (como la depresión o la ansiedad).
- *Melatonina.* Hormona que desempeña un papel importante en la regulación del ciclo sueño/vigilia y que se produce a partir de la serotonina en la glándula pineal, en respuesta a los niveles decrecientes de luz.
- *Neurotransmisor.* Molécula utilizada en el cuerpo o el cerebro como mensajero químico para transmitir señales entre las células nerviosas o regiones del cerebro; se cree que los desequilibrios en los neurotransmisores provocan problemas como los trastornos del sueño o del estado de ánimo.
- *Placebo.* Sustancia inocua o tratamiento administrado como

si fuera activo; en estudios clínicos, se utilizan como medida de control comparativo para ayudar a determinar la efectividad de una medicina, planta medicinal o suplemento.

- *Reflujo gastroesofágico.* También llamado ardor de estómago. Enfermedad en la que los contenidos del estómago, como los ácidos gástricos, regresan al esófago, creando una sensación de quemazón, tos, ahogo y dolor o presión en el área del pecho; el reflujo gastroesofágico es una causa habitual de trastornos del sueño.

- *Relajación muscular progresiva.* Una técnica que implica tensar y destensar sistemáticamente músculos del cuerpo, creando un profundo estado de relajación.

- *Ritmo circadiano.* También conocido como reloj biológico. Se trata de un patrón rítmico gobernado por un «reloj» interno que regula cientos de funciones metabólicas o de otro tipo, como el ciclo sueño/vigilia.

- *Serotonina.* Un neurotransmisor del cerebro que actúa como tranquilizante natural; la serotonina facilita la comunicación entre células nerviosas, y tiene efectos calmantes y refuerza el estado de ánimo.

- *Síndrome de las piernas inquietas.* Trastorno del sueño caracterizado por sensaciones desagradables en las piernas que empeoran generalmente mientras estamos sentados, estirados o descansando; al dormir se producen sacudidas y tirones involuntarios de las piernas.

- *Sueño REM.* Estado activo del sueño caracterizado por movimientos rápidos del ojo; durante la fase REM tienen lugar sueños vívidos, se incrementa el ritmo cardíaco, la presión sanguínea, la respiración y las secreciones gástricas. Se cree que los recuerdos se organizan y almacenan durante esta fase.

- *Tasa de eficiencia del sueño.* Promedio de horas dormidas cada noche dividido por el promedio de horas pasadas en la cama; la tasa de eficiencia del sueño, expresada en porcentajes, se utiliza en la terapia de restricción del sueño.

- *Terapia cognitiva.* **Tratamiento** psicológico basado en el aprendizaje para sustituir actitudes negativas por pensamientos más realistas y racionales. Cuando se utiliza en personas que padecen insomnio, la terapia cognitiva se centra en cambiar los pensamientos, creencias y actitudes que interfieren en unos patrones de sueño saludables.
- *Terapia de control de estímulos.* Tratamiento para el insomnio que se centra en romper con actividades negativas y patrones de asociación relacionados con el sueño; los principios básicos de la terapia de control de estímulos son asociar el dormitorio con el sueño y eliminar las actividades que estimulan los desvelos nocturnos.
- *Terapia de relajación.* Técnica para aliviar la tensión muscular, el estrés emocional y la ansiedad que interfieren en el sueño; entre las terapias de relajación se encuentran los ejercicios de respiración profunda, la relajación muscular progresiva, la meditación y los ejercicios suaves de estiramiento.
- *Terapia de restricción del sueño.* Tratamiento para el insomnio que consiste en privarse de algunas horas de sueño restringiendo el tiempo pasado en cama para facilitar la conciliación del sueño y luego, gradualmente, alargar el tiempo en cama hasta una noche entera de descanso reparador (ver también «Tasa de eficiencia del sueño», página 188).
- *Trastorno afectivo estacional.* Trastorno depresivo asociado a la falta de luz durante el invierno; los problemas de sueño son uno de los principales síntomas de este trastorno.
- *Triptófano.* Aminoácido esencial que se halla en muchos alimentos y que es un precursor de la síntesis de la serotonina.
- *5-Hidroxitriptófano (5-HTP).* Subproducto creado cuando el aminoácido triptófano se transforma en el neurotransmisor serotonina; los suplementos de 5-HTP se elaboran a partir de la semilla de una planta de origen africano llamado griffonia (*Griffonia simplicifolia*).

Apéndice

Ahora ya sabes muchas cosas sobre plantas medicinales, suplementos dietéticos y aceites esenciales que te pueden ayudar a aliviar los problemas relacionados con el sueño. Pero escoger entre el gran abanico de productos a tu alcance puede resultar confuso. En este apartado encontrarás la información necesaria para comprar, conservar y utilizar estos productos naturales con seguridad.

COMPRAR Y CONSERVAR PLANTAS MEDICINALES Y SUPLEMENTOS

Un paseo por cualquier tienda de productos naturales te servirá para darte cuenta de la gran cantidad de suplementos nutricionales y medicinales que existen. Al escoger entre diversas marcas, verás que existen grandes diferencias de precios. Las marcas más caras no son necesariamente mejores; pero como sucede con la mayoría de cosas en esta vida, suele existir una correlación entre el precio y la calidad (en otras palabras, normalmente tienes aquello por lo que pagas). Otro indicativo de un producto de calidad es que normalmente está hecho sin colorantes, conservantes o azúcar.

Cuando se trata de productos fitoterápicos, también pueden existir grandes diferencias de calidad en función de cómo ha crecido la planta, y cómo se ha cosechado y procesado. Aunque algunos productos son buenas fuentes de los componentes beneficiosos que hacen tan eficaces estas plantas, otros pueden contener pocos ingredientes activos, o ninguno. Los fabricantes quieren que los consumidores tengan confianza en los remedios a base de plantas, y por ello la industria ha empezado a buscar certificados

191

de calidad por parte de un tercero; esto significa que los productos fitoterápicos son probados por un grupo independiente (como la organización Pharmacopeia de Estados Unidos, NSF International o la Sociedad Española de Fitoterapia) para garantizar que cumplen ciertos estándares y así asegurar al consumidor que está comprando un producto de alta calidad. Sin embargo, estos certificados de terceros todavía están en una fase muy inicial.

Los productos herbales están disponibles en muchas formas y se pueden utilizar en función de nuestras preferencias. Las hojas secas a granel, como las que se venden para elaborar infusiones, son relativamente baratas. Las infusiones son una manera tradicional de utilizar las plantas medicinales. Cuando compres hojas desecadas, escoge las que tengan un color más vivo y el aroma más fuerte. El calor, la luz y el oxígeno destrozan las propiedades medicinales de las plantas, de manera que deberías almacenarlas en un bote bien cerrado en un lugar fresco, oscuro y seco (no en la nevera) para mantener su frescura y potencia; tómalas en un máximo de seis meses. Para los problemas de sueño en concreto, la preparación de una taza de infusión puede ser un ritual relajante que te ayude a prepararte para ir a la cama. Sin embargo, este es el método de tomar plantas medicinales que exige mayor cantidad de tiempo y además no siempre aprovecha todas las propiedades medicinales. Por añadidura, de algunas simplemente no se obtiene una infusión de sabor agradable.

Las cápsulas y comprimidos son convenientes, pero suelen ser las formas menos potentes porque están muy procesadas. Los comprimidos pueden ser difíciles de digerir, además, y a veces pasan intactos por el sistema digestivo. Si decides tomar cápsulas, asegúrate de comprarlas a un fabricante reputado y tómalas en un máximo de dos meses.

Los extractos líquidos contienen una combinación de componentes derivados de plantas medicinales, agua y alcohol apto para uso alimentario. Estos extractos ofrecen un mayor espectro de propiedades curativas de la planta que las infusiones, porque algunos componentes que no se disuelven en agua sí se disuelven en alcohol. (También existen extractos sin alcohol hechos con glicerina vegetal, pero la glicerina no es tan eficaz a la hora de disolver determinados componentes.) Los extractos son muy adecuados y están altamente concentrados; media cucharadita de extracto líquido es equivalente a aproximadamente una taza de infusión. Si se almacenan en un lugar fresco y oscuro, los extractos líquidos mantienen su potencia por lo menos durante tres años.

Los extractos y cápsulas se pueden conseguir en forma procesada, lo que indica que el producto ha sido tratado para contener una cantidad concreta del ingrediente que se considera activo. Originalmente, los productos procesados fueron creados para proporcionar tratamientos consistentes y resultados concretos en estudios científicos, ya que la potencia de las plantas varía en función de cómo han sido cultivadas, cosechadas y tratadas. Algunas cosechas pueden no contener cantidades suficientes del componente activo para llegar a ser eficaces; la estandarización elimina este problema. Los fabricantes utilizan una gran variedad de métodos para procesar los productos a base de plantas, como añadir altas concentraciones del ingrediente activo purificado y eliminar las partes que se consideran accesorias. Sin embargo, muchos herbolarios creen que todos los componentes de una planta son importantes, aparte de los ingredientes activos identificados (o supuestos), ya que pueden reforzar el principio activo o incluso ayudar a amortiguar los efectos secundarios.

Como sucede con las plantas medicinales, es importante comprar vitaminas, minerales y otros suplementos nutricionales en la forma que te resulte más atractiva. Algunas personas tienen problemas para tragar comprimidos. Las pastillas duras pueden provocar dificultades de digestión y a veces el cuerpo no las asimila bien; las cápsulas de suplementos en polvo o las perlas suelen ser más fáciles de asimilar. Para mantener la potencia de los suplementos, almacénalos en un lugar fresco, oscuro y seco, como la despensa, lejos de los fogones de la cocina. No los guardes en el cuarto de baño, porque la humedad puede reducir su potencia. La mayoría de suplementos no se deben guardar en la nevera, excepto los suplementos derivados de aceites en botella o cápsulas líquidas (por ejemplo, el aceite de linaza o la vitamina E en cápsulas).

TOMAR PLANTAS MEDICINALES Y SUPLEMENTOS
Para obtener el máximo beneficio de los suplementos y plantas medicinales que tomas, lo mejor es seguir unas simples indicaciones.

La mayoría de suplementos se asimilan mejor cuando se toman junto con las comidas o justo después. Esto es especialmente cierto para los suplementos a base de vitaminas A, D y E, que se absorben mejor con alimentos grasos. Tomar suplementos con las comidas también ayuda a prevenir las molestias digestivas que pueden presentarse ocasionalmente si los tomas con el estómago vacío. Los suplementos líquidos, por otro lado, parecen absorberse mejor con el estómago vacío. Tómalos unos minutos antes de una comida y diluye la dosis con una pequeña cantidad de agua o zumo para que sea más agradable.

Es mejor dividir las dosis y tomarlas dos o tres veces al día en lugar de una sola vez. Esto permite que tu cuerpo cuente con un suministro constante de nutrientes a lo largo del día, mejora la absorción y minimiza la cantidad que se excreta. También es mejor tomar suplementos nutricionales de forma coherente y constante. Normalmente se necesita un mes o dos para obtener todos los beneficios de los suplementos; en algunas plantas, se necesitan tres meses o más, especialmente los vigorizantes como la bufera (*Withania somnifera*) y el ginseng siberiano (*Eleutherococcus senticosus*).

La potencia de algunos suplementos, especialmente los productos a base de plantas, tiende a ser muy diversa. Si no estás seguro de cuánto debes tomar, lo mejor es seguir las instrucciones del fabricante. Para empezar a tomar una planta medicinal, puedes probar con un extracto integral de la planta. Si no ves resultados al cabo de un mes, prueba un extracto estandarizado o procesado y observa si notas diferencias apreciables (pero recuerda que pueden pasar tres meses hasta que no aparezcan todos los beneficios de la planta). Si tienes dudas sobre la forma en que debes tomar un remedio fitoterápico, consulta un herbolario cualificado.

COMPRAR Y CONSERVAR ACEITES ESENCIALES

A continuación te ofrecemos algunas indicaciones para ayudarte a seleccionar aceites esenciales de calidad y almacenarlos correctamente:

- Evita los aceites etiquetados como «perfumado», «fragancia» o «idéntico al natural». Estas etiquetas indican que no se trata de un aceite esencial puro.
- Compra aceites esenciales en botellas oscuras. Esto protege el aceite de los efectos dañinos del calor y la luz.
- Para preservar las propiedades curativas de los aceites esenciales, consérvalos en un lugar fresco y seco.
- El periodo de conservación de la mayoría de aceites esenciales es de aproximadamente dos años (un año para los aceites cítricos). Algunos aceites (sándalo, incienso y pachuli, por ejemplo) mejoran con el tiempo.

Bibliografía y recursos

BIBLIOGRAFÍA

AKHONDZADEH, S.; H. R. NAGHAVI; M. VAZIRIAN, *et al.*, «Passionflower in the treatment of generalized anxiety: a pilot double-blind randomized controlled trial with oxacepam», *Journal of Clinical Pharmacy and Therapeutics*, 2001; 26: p. 363-367.

CONNOR, K. M., y J. R. DAVIDSON, «A placebo-controlled study of Kava kava in generalized anxiety disorder», *International Clinical Psychopharmacology*, 2002; 17: p. 185-188.

CERNY, A.; K. SCHMID, «Tolerability and efficacy of valerian/lemon balm in healthy volunteers (a double-blind, placebo-controlled, multicentre study)», *Fitoterapia*, 1999; 70: p. 221-228.

DRESSING, H.; D. RIEMANN; H. LOW, *et al.*, «Insomnia: are valerian/balm combinations of equal value to benzodiazepine?», *Therapiewoche*, 1992; 42: p. 726-736.

EDWARDS, B. J.; G. ATKINSON; J. WATERHOUSE, *et al.*, «Use of melatonin in recovery from jet-lag following an eastward flight across 10 time-zones», *Ergonomics*, 2000; 43: p. 1501-1513.

GARFINKEL, D.; M. LAUDON; D. NOF, *et al.*, «Improvement of sleep quality in elderly people by controlled-release melatonin», *Lancet*, 1995; 346: p. 541-544.

GARFINKEL, D.; N. ZISAPEL; J. WAINSTEIN, *et al.*, «Facilitation of benzodiazepine discontinuation by melatonin: a new clinical approach», *Archives of Internal Medicine*, 1999; 159: p. 2456-2460.

GYLLENHAAL, C.; S. L. MERRITT; S. D. PETERSON, *et al.*, «Efficacy and safety of herbal stimulants and sedatives in sleep disorders», *Sleep Medicine Reviews*, 2000; 4: p. 229-251.

HAIMOV, I.; P. LAVIE; M. LAUDON, *et al.*, «Melatonin replacement therapy of elderly insomniacs», *Sleep*, 1995; 18: p. 598-603.

HOLZL, J.; P. GODAU, «Receptor binding studies with Valeriana officinalis on the benzodiazepine receptor», *Planta Medica*, 1989; 55: p. 642.

HOUGHTON, P. J., «The biological activity of Valerian and related plants», Journal of Ethnopharmacology, 1988; 22: p. 121-142.

HUGHES, R. J.; R. L. SACK; A. J. LEWY, «The role of melatonin and circadian phase in age-related sleep-maintenance insomnia: assessment in a clinical trial of melatonin replacement», *Sleep*, 1998; 21: p. 52-68.

JUSSOFIE, A.; A. SCHMIZ; C. HIEMKE, «Kavapyrone-enriched extract from Piper methysticum as modulator of the GABA binding site in different regions of rat brain», *Psychopharmacology*, 1994; 116: p. 469-474.

KAHN, R. S.; H. G. WESTENBERG; W. M. VERHOEVEN, *et al.*, «Effect of a serotonin precursor and uptake inhibitor in anxiety disorders; a double-blind comparison of 5-hydroxytryptophan, clomipramine and placebo», *International Clinical Psychopharmacology*, 1987; 2: p. 33-45.

KENNEDY, D. O.; A. B. SCHOLEY; N. T. TILDESLEY, *et al.*, «Modulation of mood and cognitive performance following acute administration of Melissa officinalis (lemon balm)», *Pharmacology, Biochemistry, and Behavior*, 2002; 72: p. 953-964.

LARZELERE, M. M.; P. WISEMAN, «Anxiety, depression, and insomnia», *Primary Care*, 2002; 29: p. 339-369, VII.

LEE, K. M; J. S. JUNG; D. K. SONG, *et al.*, «Effects of Humulus lupulus extract on the central nervous system in mice», *Planta Medica*, 1993; 59 (supl.): A691.

MORIN, C. M.; S. RODRIGUE; H. IVERS, «Role of stress, arousal, and coping skills in primary insomnia», *Psychosomatic Medicine*, 2003: 65: p. 259-267.

POLDINGER, W.; B. CALANCHINI; W. SCHWARZ, «A functional-dimensional approach to depression: serotonin deficiency as a target syndrome in a comparison of 5-hydroxytryptophan and flu-voxamine», *Psychopathology*, 1991; 24: p. 53-81.

SOULIMANI, R.; J. FLEURENTIN; F. MORTIER, *et al*., «Neurotropic action of the hydroalcoholic extract of Melissa officinalis in the mouse», *Planta Médica*, 1991; 57: 105-109.

SPERONI, E.; R. BILLI; V. MERCATI, *et al*., «Sedative effects of crude extract of Passiflora incarnata after oral administration», *Phytotherapy Research*, 1996; 10: p. S92-S94.

VOLZ, H. P.; M. KIESER, «Kava-kava extract WS 1490 versus placebo in anxiety disorders —a randomized placebo-controlled 25-week outpatient trial», *Pharmacopsychiatry*, 1997; 30, p. 1-5.

VORBACH, E. U.; R. GORTELMEYER; J. BRUNING, «Therapy for insomniacs: effectiveness and tolerance of valerian preparations», *Psychopharmakotherapie*, 1996; 3: p. 109-115.

VGONTZAS, A. N.; E. O. BIXLER; H. M. LIN, *et al*., «Chronic insomnia is associated with nyctohemeral activation of the hypothalamic-pituitary-adrenal axis: clinical implications», *Journal of Clinical Endocrinology and Metabolism*, 2001; 86: p. 3787-3794.

YANG, C. M.; A. J. SPIELMAN; P. D'AMBROSIO, *et al*., «A single dose of melatonin prevents the phase delay associated with a delayed weekend sleep pattern», *Sleep*, 2001; 24: p. 272-281.

RECURSOS

Sociedad Española del Sueño

C. Londres, 17, 1º
28028 Madrid
91 361 26 00
www.ses.org.es

Índice onomástico y temático